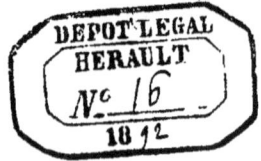

ÉTUDE CLINIQUE

DE LA SCLÉROSE PRIMITIVE

DES

CORDONS LATÉRAUX DE LA MOELLE

PAR

Le Dr H. GUIBERT

Membre de la Mission médicale de Gigean (Choléra 1884, Médaille d'argent)
Externe des Hôpitaux (conc. 1884), Aide d'histologie (conc. 1885)
Préparateur du cours d'Anatomie pathologique et d'Histologie
Interne des Hôpitaux (conc. 1888)
Lauréat des Hôpitaux : Trousse d'Honneur (conc. 1890)
Médaille vermeil (conc. 1891)

MONTPELLIER
TYPOGRAPHIE ET LITHOGRAPHIE CHARLES BOEHM
ÉDITEUR DU NOUVEAU MONTPELLIER MÉDICAL

1892

ÉTUDE CLINIQUE

DE LA SCLÉROSE PRIMITIVE

DES

CORDONS LATÉRAUX DE LA MOELLE

PUBLICATIONS DU MÊME AUTEUR

De l'étude des filets sympathiques par la méthode de l'or ; en collaboration avec le Dʳ Courrent (*Gaz. hebd. des Sc. médic. de Montp.*, 29 août 1885).

Note sur un cas d'atrophie cérébrale. Atrophie croisée du cerveau et du cervelet ; en collaboration avec M. le professeur agrégé Mossé (*Gaz. hebd. des Sc. médic. de Montp.*, 21 juillet 1888).

Expulsion spontanée de calculs urinaires volumineux chez un vieillard (*Gaz. hebd. des Sc. médic. de Montp.*, 27 avril 1889).

Rapports et nature de la chorée de l'enfant (*Gaz. hebd. des Sc. médic. de Montp.*, 22 février 1890).

De l'état puerpéral physiologique ; leçon de M. le professeur Grynfeltt (*Gaz. hebd. des Sc. médic. de Montp.*, mars 1890).

Conception clinique de la fièvre typhoïde ; leçon de M. le professeur agrégé Baumel (*Gaz. hebd. des Sc. médic. de Montp.*, septembre 1890).

Réflexion sur la pleurésie chez l'enfant ; leçon de M. le professeur agrégé Baumel (*Gaz. hebd. des Sc. médic. de Montp.*, octobre 1890).

Déchirure du col de l'utérus. Trachélorraphie. Guérison (*Gaz. hebd. des Sc. médic. de Montp.*, 7 juin 1890).

Des hémorrhagies de l'ovaire (*Gaz. hebd. des Sc. médic. de Montp.*, février 1891).

Un cas d'hystérie rabiforme consécutive à la morsure d'un chien enragé ; leçon de M. le professeur Grasset (*Semaine médic.*, avril 1891).

De la suppression de la sécrétion lactée consécutive à l'administration de l'antipyrine (*Archiv. de Tocolog.*, juin 1891).

Traitement de la tuberculose pulmonaire par les injections hypodermiques de gaïacol iodoformé (*Gaz. hebd. des Sc. médic. de Montp.*, juillet 1891).

De la neurasthénie ; leçons de M. le professeur Grasset (*Montp. médic.*, août 1891).

Un cas de maladie de Morvan ; leçons de M. le professeur Grasset (*Nouveau Montp. médic.*, supplément de janvier 1892).

Un cas d'association hystéro-organique (Sclérose en plaques et hystérie, Autopsie.) Présenté en décembre 1891, au concours entre internes. (Va paraître incessamment dans les *Archiv. de Neurolog.*).

Montp. — Typ. CHARLES BOEHM.

ÉTUDE CLINIQUE

DE LA SCLÉROSE PRIMITIVE

DES

CORDONS LATÉRAUX DE LA MOELLE

PAR

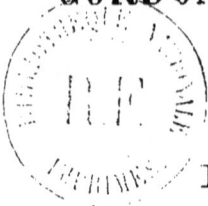

Le Dʳ H. GUIBERT

Membre de la Mission médicale de Gigean (Choléra 1884, Médaille d'argent)
Externe des Hôpitaux (conc. 1884), Aide d'histologie (conc. 1885)
Préparateur du cours d'Anatomie pathologique et d'Histologie
Interne des Hôpitaux (conc. 1888)
Lauréat des Hôpitaux : Trousse d'Honneur (conc. 1890)
Médaille vermeil (conc. 1891)

MONTPELLIER

TYPOGRAPHIE ET LITHOGRAPHIE CHARLES BOEHM

ÉDITEUR DU NOUVEAU MONTPELLIER MÉDICAL

—

1892

INTRODUCTION

Nous avons eu la bonne fortune d'observer cette année dans le service de notre maître, M. le professeur Grasset, une série de malades présentant des phénomènes dont le parallèle et la comparaison nous ont paru devoir présenter quelque intérêt. Chez tous nos sujets, en effet, nous avons noté des symptômes qui sont sous la dépendance de la sclérose des *cordons latéraux* de la moelle ou plutôt des *faisceaux pyramidaux croisés*. De plus, chez tous, l'affection paraissait être *primitive*, s'était développée sans lésion antérieure du cerveau ou de la moelle.

Mais, à côté de ces points et de ces caractères communs, nous avons constaté l'existence de phénomènes indépendants de cette sclérose et variant presque avec chaque malade. Cette superposition de symptômes pouvait, on le comprend, rendre le diagnostic difficile, dans quelques cas, hésitant ; une analyse clinique attentive pouvait seule nous donner la clef du problème.

C'est à cette analyse que nous allons nous livrer dans ce travail, qui est, on le voit, essentiellement clinique. Nous avons pensé qu'ainsi envisagée l'étude de la *sclérose primitive des cordons latéraux* de la moelle acquerrait un plus grand intérêt.

Nous basant uniquement sur les faits que nous avons vus et suivis, nous aborderons cette étude en suivant l'ordre indiqué dans la classification ci-dessous :

		1° Tabes dorsal spasmodique (sclérose systématique.
SCLÉROSE PRIMITIVE DES CORDONS LATÉRAUX	*I. Isolée*	2° Artério-sclérose, plus spécialement localisée au cordon latéral (sclérose diffuse).
	II. Associée	1° A la sclérose des cordons postérieurs. Tabes combiné.
		2° A l'atrophie des cellules motrices des cornes antérieures. Sclérose latérale amyotrophique.
		3° A la sclérose de systèmes médullaires divers. Sclérose en plaques.

Nous ne prétendons nullement que cette classification, appliquée aux myélites en général, soit exempte de reproches ; mais nous croyons que, dans notre cas, elle répond bien à l'idée que nous nous faisons de notre groupe de malades, et à l'étude d'ensemble que nous voulons présenter.

Notre but est : de raconter l'histoire de nos malades, de discuter surtout le diagnostic, de mettre à l'appui de celui-ci toutes les données nécropsiques qui sont en notre possession, et de montrer comment et en quoi chacune de nos observations se rapproche ou diffère des autres ; ce sont ces points qui nous retiendront le plus longtemps.

Nous n'insisterons pas sur les côtés historique, anatomo-pathologique et thérapeutique ; ces chapitres didactiques ne nous arrêteront pas longtemps; cependant, pour être complet, nous en donnerons les grands traits et les lignes principales.

Avant d'aborder directement notre sujet, nous tenons à dire combien nous sommes heureux de l'occasion qui nous est offerte aujourd'hui pour acquitter envers nos maîtres une dette bien juste de reconnaissance. Auprès d'eux en effet, soit dans les laboratoires à la Faculté, soit pendant notre internat dans les Hôpitaux, nous avons toujours trouvé la plus grande bienveillance, quelquefois même des signes non équivoques de vif attachement.

M. le professeur Carrieu, qui a été notre premier maître à la

Faculté, a su nous intéresser aux recherches de laboratoire ; son appui et sa sympathie ne nous ont jamais fait défaut ; nous le remercions bien sincèrement.

M. Mossé, aujourd'hui professeur de clinique médicale à la Faculté de Médecine de Toulouse, a été notre premier chef de service dans les hôpitaux ; les soins dont il nous a entouré dans des circonstances graves et difficiles, les conseils qu'il n'a cessé de nous prodiguer dans le cours de nos études médicales, sont encore présents à notre esprit ; nous nous souviendrons qu'il a toujours été pour nous un guide sûr et dévoué.

Messieurs les professeurs agrégés Batlle, Baumel, M. le professeur Grynfeltt, ont été des maîtres excellents; nous leur exprimons nos plus vifs sentiments de gratitude.

Enfin, nous n'oublierons jamais que M. le professeur Grasset, qui a bien voulu accepter la présidence de notre thèse, nous a témoigné, pendant tout le temps que nous avons eu l'honneur d'être son interne, une bienveillance exceptionnelle dont nous lui serons toujours reconnaissant ; ses conseils et ses leçons constitueront pour nous un modèle et un exemple que nous nous efforcerons sans cesse de suivre dans notre pratique médicale.

ÉTUDE CLINIQUE
DE LA SCLÉROSE PRIMITIVE
DES
CORDONS LATÉRAUX DE LA MOELLE

DESCRIPTION DU FAISCEAU PYRAMIDAL

Nous ne voulons pas retracer ici l'anatomie complète et détaillée de la moelle ; ce serait une besogne fort longue et en dehors de notre sujet. Cependant nous pensons que, pour l'intelligence des faits que nous allons exposer, il est bon de faire en quelques mots la géographie de l'axe spinal en général et du faisceau pyramidal en particulier.

« La moelle est constituée par un cylindre gris entouré d'un fourreau blanc ; sur une coupe, la substance grise a la forme d'un H et présente ainsi des cornes antérieures et des cornes postérieures. Le *grand sillon antérieur* et le *grand sillon postérieur* divisent la moelle en deux moitiés symétriques. Chaque moitié se divise en cordons ; en arrachant les racines antérieures et postérieures on a les sillons dits collatéraux ou latéraux, antérieurs et postérieurs. De là trois cordons blancs, antérieur, latéral et postérieur [1]. »

Un examen plus approfondi, basé beaucoup plus sur les lésions pathologiques que sur les dissections anatomiques, permet de

---

[1] Grasset ; Maladies du système nerveux.

2

reconnaître que chacun de ces trois cordons doit lui-même se subdiviser en faisceaux secondaires.

« Les *faisceaux postérieurs*, considérés en physiologie comme formant un tout, sont, au contraire, divisés nettement par l'anatomie pathologique en deux parties bien distinctes. C'est ainsi que la partie voisine du sillon postérieur, les *cordons de Goll* peuvent être seuls lésés. D'autres fois, les lésions intéressent la région des cordons postérieurs la plus voisine des cornes postérieures, c'est-à-dire les *faisceaux radiculaires* (Pierret) ou *faisceaux cunéiformes* (Burdach).

Les *faisceaux antéro-latéraux* peuvent subir une décomposition du même genre. Ainsi, à la suite de lésions cervicales de siège déterminé, on voit apparaître dans la partie antérieure des faisceaux latéraux, au voisinage du sillon médian, une lésion nettement circonscrite. La lésion occupe un faisceau de fibres (peu ou pas distingué à l'état normal) et qui règne depuis le bulbe jusqu'à la moelle dorsale. C'est le *faisceau de Türck ou faisceau pyramidal direct*. Cette lésion est toujours accompagnée d'une lésion du même genre et qui occupe la partie postérieure du faisceau latéral du côté opposé dans une région toujours la même ; cet espace répond au *faisceau pyramidal croisé*. Entre la base de ce triangle et la pie-mère existe, de chaque côté, un espace en pareil cas respecté ; cet espace correspond à la surface de section transversale du *faisceau cérébelleux direct*.

On ne connaît pas jusqu'ici d'exemples de lésions portant sur la région qui entoure les cornes antérieures et qui seule persiste à l'état normal, après cette dissection opérée par la maladie dans les faisceaux antéro-latéraux. Cette région a reçu le nom de *zone radiculaire antérieure* (Pierret) et de *région fondamentale des faisceaux latéraux* (Flechsig) [1]. »

Cette longue citation constituera, nous l'espérons du moins,

---

[1] Charcot ; Localisation dans les maladies du système nerveux.

un plan topographique suffisant des faisceaux spinaux. Cependant notre travail ayant pour but l'étude de la sclérose du faisceau pyramidal, soit da ns une de ses parties, soit dans la totalité, il convient, avant d'entrer directement dans cette étude, de présenter un court résumé de l'anatomie normale de celui-ci. Et ici (nous tenons à le faire remarquer), nous devons tout d'abord dire que, à plusieurs reprises, dans l'exposé des faits ou leur discussion, il nous arrivera de parler du *cordon latéral ;* nous voulons dès maintenant dire que cette expression sera par nous considérée comme synonyme de *faisceau pyramidal croisé.* Nous suivons en cela l'erreur des auteurs qui, par un défaut de précision dans le langage, ont regardé ces deux expressions comme synonymes.

Or, rien n'est plus faux que cette synonymie; nous savons en effet que le cordon latéral est un organe complexe constitué par la juxtaposition de plusieurs systèmes. Ces réserves faites, abordons la description sommaire du faisceau pyramidal.

La plus grande partie de ce chapitre a été empruntée à l'excellent travail de Florand[1].

Le faisceau pyramidal doit être étudié dans toutes les parties qui constituent le névraxe à toutes les périodes de l'existence y compris l'existence intra-utérine jusqu'à l'époque de son entier développement. A l'âge adulte il ne présente en effet, à l'état normal, aucune ligne de démarcation appréciable du reste des cordons antéro-latéraux et des autres parties qu'il traverse ; les travaux de Charcot, les recherches de Budge, Clarcke, Flechsig, Parrot, Pierret, ont bien mis ces faits en lumière.

Dans les premiers temps de la vie intra-utérine, la moelle épinière est formée d'un anneau incomplet de substance embryonnaire. Bientôt cette masse embryonnaire tend à se séparer en deux parties antérieure et postérieure pour chaque moitié laté-

[1] Florand : Contribution à l'étude de la sclérose latérale amyotrophique. Thèse de Paris, 1887.

rale de la moelle. Les cornes grises antérieures et postérieures se trouvent ainsi ébauchées. A celles-ci viennent s'adjoindre deux zones de substance blanche en connexion avec les racines nerveuses. Les unes, dites par Pierret zones radiculaires antérieures, formeront plus tard une bonne partie des cordons antéro-latéraux. Les autres, dites zones radiculaires postérieures, formeront avec les faisceaux de Goll les cordons postérieurs. Vers la sixième ou septième semaine on voit apparaître, dans le sillon latéral qui sépare encore les zones radiculaires et les cornes antérieures, deux tubercules de substance embryonnaire qui ne contiendront que très tard des tubes nerveux et qui avec une formation analogue (faisceaux de Türck) apparaissant vers la huitième semaine dans le sillon qui sépare les zones radiculaires antérieures, constitueront le premier vestige de la partie médullaire du faisceau pyramidal. Petit à petit, ces vestiges inclinent à se confondre en avant avec les zones radiculaires antérieures, en arrière avec les zones radiculaires postérieures.

A la naissance, bien que la moelle épinière et le bulbe soient beaucoup plus avancés dans leur développement que le cerveau proprement dit, on voit, à l'examen histologique, l'acide osmique respecter quatre faisceaux non encore développés, ce sont les *faisceaux pyramidaux* croisés et directs. Les faisceaux pyramidaux croisés occupent dans toute l'étendue de la moelle la moitié postérieure du cordon latéral et affectent la forme d'un triangle limité en arrière par la substance gélatineuse. La base du triangle est séparée de la pie-mère par un faisceau de substance blanche qui est le faisceau cérébelleux direct qui diminue progressivement de haut en bas; il en est de même du faisceau pyramidal. Ces quatre faisceaux directs et croisés sont constitués par des fibres à direction parallèle qui semblent s'arrêter successivement en chemin dans la substance grise antérieure, où elles entrent probablement en rapport avec les grandes cellules motrices.

A son complet développement, le faisceau pyramidal présente

la disposition suivante : Au niveau du *bulbe,* on trouve ces faisceaux réunis en deux cordons bien distincts connus sous le nom
de pyramides antérieures. Chacune de ces pyramides donne
naissance à un faisceau direct et à un faisceau croisé, par suite
d'une demi-décussation connue sous le nom d'entre-croisement
des pyramides. D'après Flechsig, cet entre-croisement serait sujet
à de nombreuses variétés pouvant se réduire à trois types :
semi-décussation symétrique, la plus fréquente, dans laquelle le
faisceau direct est généralement moins important que le faisceau
croisé, la proposition pouvant être renversée; décussation totale,
dans laquelle il y a absence absolue de faisceaux directs ; décussation asymétrique, correspondant à l'existence de trois faisceaux,
deux croisés et l'un direct.

Dans la protubérance, ces faisceaux s'entremêlent, se confon-
dent avec les fibres protubérantielles dans lesquelles il est impossible de les distinguer.

Ils se reconstituent dans le *pédoncule* où ils occupent la plus
grande partie de l'étage inférieur. A ce niveau, chez le nouveau-
né, les faisceaux sont recouverts de myéline, ce qui laisserait
supposer qu'ils prennent leur origine dans les cellules ganglionnaires de la substance grise de l'écorce.

Dans la *capsule interne,* le faisceau pyramidal occuperait,
d'après Flechsig, la partie moyenne du segment postérieur. D'après
Parrot, le faisceau s'étendrait en avant vers les régions motrices
du lobe frontal ; à ce niveau, il n'affecte aucune relation de continuité avec les masses ganglionnaires voisines. Si on cherche à
suivre encore plus haut le faisceau pyramidal dans l'épaisseur du
centre ovale et jusqu'à la couche grise corticale, nous voyons sur
une coupe de Pitres (coupe pariétale, un peu en arrière de la
scissure de Rolando) la partie de la capsule interne dans laquelle
passe le faisceau pyramidal. Dans le centre ovale, les fibres de
ce faisceau se dissocient. Une portion reste cohérente et se dirige
vers l'extrémité supérieure des circonvolutions motrices (lobule

paracentral, extrémité supérieure des circonvolutions frontale et
pariétale ascendantes) ; c'est dans cette partie que prendrait
naissance le faisceau pyramidal. Celui-ci, d'après Parrot, aurait
deux centres de formation : l'un situé dans un point quelconque
des noyaux centraux, le premier par l'âge, l'autre dans la substance grise des circonvolutions rolandiques.

Le faisceau pyramidal, que Carville, Duret, Ferrier, Brissaud,
ont appelé « faisceau volontaire », doit être considéré comme une
grande commissure établissant les relations fonctionnelles entre
les grandes cellules pyramidales de la zone motrice de l'écorce
et les cellules motrices des cornes antérieures de la moelle ; les
premières constitueraient le centre trophique des fibres nerveuses ;
celles-ci traversent l'encéphale, le bulbe en ne contractant que
des rapports de contiguïté avec les parties qu'elles traversent, et
s'épuisent à des hauteurs différentes de la moelle en entrant en
connexion avec les cellules motrices.

A côté de ces *fibres commissurales longues*, la pathologie semble
avoir démontré la présence de *fibres commissurales courtes* qui
relieraient entre eux des étages différents de la moelle. Le premier de ces systèmes serait seul affecté dans la sclérose descendante secondaire ; tous les deux seraient pris au contraire dans
la sclérose latérale primitive.

Nos connaissances sur la physiologie du faisceau pyramidal
sont des plus restreintes ; cette lacune se fait surtout sentir dès
que l'on passe à l'explication des phénomènes pathologiques qui
se trouvent sous la dépendance des altérations du faisceau pyramidal. L'idéal, dit Charcot, serait que la physiologie pût nous
éclairer sur le fonctionnement particulier de chacun des faisceaux
que le développement et l'anatomie pathologique nous ont appris
à isoler. Malheureusement, l'expérimentation ne peut pas arriver
à une semblable analyse. Cependant M. Woroschiloff a pu, dans
des expériences rapportées par Charcot., arriver à conclure que
la section des faisceaux antérieurs ou postérieurs ne modifie en

rien les mouvements volontaires. On arrive à un résultat ana·
logue par la section de la substance grise à condition que les
faisceaux antéro-latéraux subsistent. La section de ceux-ci entraîne
au contraire une paralysie complète des membres postérieurs.
Si la section occupe à la fois toutes les parties constituant l'axe
médullaire, à l'exception d'un seul faisceau latéral, le membre
inférieur du côté sectionné estparalysé, l'autre au contraire obéit
à la volonté. Le faisceau pyramidal sert donc à la transmission
des incitations motrices et mérite bien le nom de faisceau volontaire. C'est par son intermédiaire que s'exerce l'influence modé-
ratrice du cerveau sur les actes réflexes.

Les faits que nous allons maintenant exposer, l'interprétation
que nous essayerons d'en donner viendront, pensons-nous, corroborer ces données anatomo-physiologiques et nous éclairer
sur la séméiologie de la *sclérose latérale*.

I.

SCLÉROSE ISOLÉE DES CORDONS LATÉRAUX

1° **Tabes dorsal spasmodique.**

Marie Gos..., domestique, âgée de 38 ans, née à Quezack (Lozère), est entrée le 29 août 1891 à l'hôpital Saint-Éloi (salle Bichat, n° 11).

La mère, qui était rhumatisante, est morte à l'âge de 50 ans ; le père, âgé de 80 ans, vit encore et jouit d'une parfaite santé. Dans la famille, neuf enfants tous bien portants. *Pas d'antécédents héré·ditaires névropathiques.*

La malade, réglée à l'âge de 16 ans, s'est toujours très bien portée; la menstruation a toujours été régulière ; *pas de maladies antérieures.*

Dans les premiers jours de *juin* 1891, sans cause appréciable, en même temps qu'un malaise général, la malade éprouve des douleurs vagues dans tout le corps; ces douleurs acquièrent peu à peu des caractères plus fixes et une intensité plus grande dans les membres inférieurs et surtout au niveau de la région dorso-lombaire de la colonne vertébrale. En même temps, la marche devient difficile à cause d'une faiblesse musculaire, d'une parésie très marquée des membres inférieurs. Peu à peu, le jeu des différentes articulations des jambes est difficile et diminué d'étendue ; la malade, très intelligente, dit elle-même qu'elle marchait difficilement parce que ses jambes étaient «faibles et raides».

Un médecin, consulté à cette époque, conseille un séjour aux bains de Lamalou (juillet 1891). Les douleurs dans les jambes et le bas de la colonne vertébrale sont légèrement améliorées ; mais la faiblesse et la raideur des membres inférieurs persistent aussi marquées. La malade entre alors dans nos salles en août 1891 (service de M. le professeur agrégé Sarda, suppléant M. le professeur Grasset).

L'état général est excellent ; les grandes fonctions organiques s'accomplissent d'une façon normale et régulière.

La motilité, la sensibilité et la force musculaire sont conservées dans les membres supérieurs.

Au niveau des *membres inférieurs*, la force musculaire a très sensiblement diminué. Sous l'influence de la moindre émotion morale, quelquefois sans cause appréciable, les *deux jambes sont contracturées*, et il faut employer la force pour vaincre la contracture ; elles sont aussi parfois le siège de contractions involontaires, de *soubresauts*, de véritables mouvements convulsifs.

Si l'on fléchit brusquement le pied sur la jambe, on provoque aussitôt une *trépidation intense*, à oscillations étendues ; ces secousses cloniques sont également marquées des deux côtés. Elles se produisent même *spontanément*, lorsque, la malade étant assise, les pieds ne touchent le sol que par leur extrémité antérieure.

Les réflexes tendineux sont manifestement exagérés.

La démarche est lente et pénible, la malade avançant à petits pas et avec hésitation. Les pieds, agités à chaque pas d'une sorte de tremblement ou de trépidation, ont de la peine à quitter le sol, et il semble à la malade qu'elle porte des souliers trop lourds. Pendant la marche, le haut du corps est fléchi et porté en avant.

A la parésie musculaire se joignent, pour gêner la marche, des contractions involontaires siégeant au niveau des différents groupes de muscles ; il arrive parfois que les jambes sont ainsi assez étroitement serrées l'une contre l'autre.

L'occlusion des paupières aggrave légèrement la difficulté de la marche.

Les douleurs au niveau de la colonne vertébrale sont très accentuées ; elles sont limitées dans cette région.

Les sphincters ont conservé leur contractilité. Tous les modes de sensibilité sont normaux dans tous les points du corps. Nous n'avons jamais noté de zone plus particulièrement douloureuse le long de la colonne vertébrale, ni de déviation en aucun point de son trajet. *Absence de stigmates hystériques.*

L'examen de l'excitabilité électrique n'a pu être fait.

5 septembre. M. le professeur agrégé Sarda prescrit 0^{gr},10 de solanine, en deux cachets, à prendre dans la journée.

3

Les jours suivants, les doses de ce médicament sont progressivement portées jusqu'à 0^{gr},30.

11. La *trépidation épileptoïde* se produit beaucoup plus difficilement et avec beaucoup moins d'intensité.

14. Il est impossible de provoquer le *phénomène du pied*. La
marche est plus facile ; les autres phénomènes (raideur musculaire, exagération des réflexes) ne sont nullement influencés.

L'emploi de ce médicament est alors diminué, puis complètement suspendu ; peu à peu l'amélioration obtenue disparaît.

C'est à dessein que nous ne faisons que signaler ce côté thérapeutique de notre observation ; nous ne pourrions en effet, sans
sortir de notre sujet, nous livrer à une étude et à une discussion
détaillée des conclusions qu'on peut, ce nous semble, en tirer.

Après des alternatives d'amélioration plus ou moins longue due
à l'action des médicaments les plus variés (solanine, exalgine,
acétanilide, antipyrine, pointes de feu le long de la colonne vertébrale), la malade quitte l'hôpital, le 15 novembre, à peu près dans
le même état qu'à son entrée.

Si nous résumons les grands traits de cette histoire, nous
sommes amené à signaler deux ordres de phénomènes principaux : 1° parésie, 2° rigidité et spasmes musculaires.

En présence de ce groupe symptomatique, l'hésitation ne fut
pas longue, et M. Sarda porta le diagnostic : tabes dorsal spasmodique.

L'histoire et la connaissance de cette myélite sont de date relativement récente. On peut en effet dire qu'elle n'a été bien
nettement établie et connue qu'après le mémoire de *Erb* paru
en 1875 dans le *Berliner klinische Wochenschrift*. Dans ce travail,
Erb décrit les caractères particuliers de la nouvelle maladie, à
laquelle il se garde de donner un nom, se bornant à intituler
son article : *Sur un complexus symptomatique peu connu d'origine spinale*. Quelques mois plus tard, le professeur Charcot
reprend la question, apporte quelques faits nouveaux et personnels, et, poussant plus loin que le professeur allemand, baptise

le syndrome clinique du nom de tabes dorsal spasmodique. A son tour, Erb (1877) revient sur le même sujet, qu'il développe encore et auquel il donne le nom de « paralysie spinale spastique ».

Ce sont donc les travaux de Erb et de Charcot, remontant à peu près à la même époque (1875), qui ont attiré l'attention sur ce côté particulier de l'histoire des myélites. Dès cette époque, il existait ainsi une maladie caractérisée par de la parésie et de l'excitation motrice ; mais ces neuropathologistes gardaient une réserve prudente sur la question du siège de la lésion et réclamaient, pour se prononcer, le contrôle d'autopsies précises. Cette réserve ne fut pas suivie par tout le monde, et, dès 1876, *Berger* (de Breslau) publia des faits de tabes spasmodique qu'il affirmait relever de la sclérose des cordons latéraux. L'exemple fut suivi par d'autres auteurs, et bientôt les deux expressions tabes spasmodique et sclérose des cordons latéraux furent synonymes. Aujourd'hui, la tendance est grande à penser que le syndrome décrit par Erb ne répond pas à une entité morbide spéciale et qu'il est habituellement sous la dépendance d'une myélite diffuse primitive ou provoquée par une compression, d'une syphilis, d'une sclérose en plaques fruste, d'une lésion en foyer de l'encéphale...... Nous verrons, en traitant le côté anatomo-pathologique de notre sujet, la part que l'on doit faire à ces deux théories.

Si nous reprenons en détail l'évolution de la maladie de Gos... nous y trouvons le tableau complet, classique du tabes spasmodique. Notre intention n'est pas de reprendre ce tableau maintes fois retracé. Nous préférons, nous en tenant toujours à l'analyse clinique, étudier séparément chacun des phénomènes importants qu'a présentés notre malade. Nous étudierons ainsi : les phénomènes douloureux, les phénomènes parétiques, les phénomènes spasmodiques.

Disons d'abord que, au point de vue *étiologique*, nous n'avons rien trouvé de particulier dans les antécédents, soit héréditaires, soit personnels. Nous n'avons pu constater l'action et l'influence des différentes causes que les auteurs ont signalées : syphilis, excès vénériens, traumatisme, intoxications (saturnisme, lathy-risme médullaire spasmodique).

Le début de la maladie a été marqué par la brusquerie et la soudaineté des accidents qui se sont produits sans cause appré-ciable au milieu d'une santé florissante ; ils ont consisté en des douleurs vives, très intenses, siégeant le long de la colonne ver-tébrale et plus marquées dans la région lombaire.

Peu à peu ces douleurs se sont accompagnées de sensations de *faiblesse dans les jambes* ; les membres inférieurs sont paresseux: la force musculaire, à leur niveau, est notablement diminuée. Remarquons ici la marche et la distribution géographique de cette parésie ; elle affecte dès le début le type paraplégique. Erb et après lui Berger ont insisté sur la forme hémiplégique que revêt le tabes spasmodique. Dans ces cas, la parésie frappe l'un des membres inférieurs, elle envahit ensuite le membre supé-rieur homologue, avant de s'étendre au membre inférieur du côté opposé. Chez notre malade, la parésie a d'emblée frappé les membres inférieurs ; de plus, elle s'y est cantonnée et limitée, les membres supérieurs étant restés indemnes. Faible et peu marquée au début, elle a très rapidement acquis une intensité des plus grandes, à tel point que la marche est devenue difficile d'abord, presque impossible plus tard. Il est vrai que bientôt à la faiblesse musculaire se sont joints les *phénomènes spasmodi-ques*, la raideur musculaire.

Aussi, à l'époque où nous avons pu observer notre malade (août 1891), ces deux causes donnaient à sa démarche des carac-tères et un cachet tout spéciaux sur lesquels les auteurs ont déjà depuis longtemps attiré l'attention. Dans son traité des *Maladies de la Moelle*, Ollivier (d'Angers) dit à ce propos: « Chaque pied se détache avec peine du sol, et dans l'effort que fait alors le malade pour le soulever entièrement et le porter en avant, le tronc se redresse et se renverse en arrière pour contre-balancer le poids du membre inférieur qu'un tremblement involontaire agite avant qu'il soit appuyé sur le sol. Dans ces mouvements de progression, tantôt la pointe du pied est abaissée et traîne plus ou moins contre la terre avant de s'en détacher, tantôt elle est relevée brusquement en même temps que le pied est déjeté en dehors.» Un peu plus loin, Ollivier ajoute : «Lorsque la paralysie existe depuis quelque temps, assez ordinairement les membres affectés deviennent peu à peu raides, se rétractent et restent dans un état de contracture permanente, qu'on ne peut surmonter qu'avec peine et souvent en causant de la douleur.» Cette description fort juste a été plus tard reprise et complétée par Charcot qui a décrit deux variétés dans le type : une première où l'influence de la faiblesse et de la parésie musculaire domine, ce qui oblige les malades à traîner leurs jambes ; une seconde variété où prédomine l'élément spasmodique ; alors, par suite de la contraction brusque des muscles du mollet qui se produit à chaque mouvement de progression en avant, le talon, fortement soulevé, ne touche plus le sol ; la démarche affecte alors cette allure sautillante qui l'a fait ressembler à celle des gallinacés. Dans notre cas, les caractères particuliers de la démarche étaient dus surtout à la parésie motrice : la malade traînait sur le sol ses pieds, qu'elle avait de la peine à soulever ; mais cependant l'élément spasmodique intervenait, à un degré moindre il est vrai, car à chaque pas le pied était agité de tremblement ou de trépidation légers.

L'influence de cet élément sur les caractères de la démarche est incontestable; mais il est un point de cette histoire qui est encore plus net et plus accentué, nous voulons parler de l'état des réflexes et de la facile production de la trépidation épileptoïde. *Tous les réflexes tendineux sont en effet très manifestement exagérés ;* le phénomène du genou a été toujours constant et très facile à provoquer ; le réflexe massétérin n'a pas été recherché. Nous avons déjà dit que pendant la marche il se produisait une sorte de trépidation spontanée. La trépidation, que l'on provoque en relevant brusquement et fortement les orteils de la malade, est des plus nettes. Aussi a-t-il été très facile d'en prendre le tracé, que nous avons cru pouvoir nous dispenser de reproduire ici, l'intérêt qu'il présente avant et après le traitement par la solanine n'entrant pas directement dans notre sujet ; ce côté tout particulier de cette observation va du reste être incessamment décrit et publié sous la direction de M. le professeur agrégé Sarda.

Nous en avons fini avec l'étude des phénomènes que présente notre malade. On le voit, dans cette maladie, comme l'a dit Charcot, « le caractère dominant est un spasme, une contracture d'abord légère qui s'accuse de plus en plus et bientôt réduit le malade à une impuissance complète. C'est donc la motilité qui est affectée dans le tabes spasmodique, et lorsqu'on a prononcé le mot de tabes dorsal spasmodique on a à peu près tout dit, contrairement à ce qui a lieu pour l'ataxie locomotrice, dans laquelle il existe des troubles variés. »

Cela est parfaitement vrai pour notre cas. En effet, la sensibilité est intacte ; nous n'avons jamais noté ni troubles de la miction, ni atrophie musculaire, ni accidents bulbaires, ni troubles de l'intelligence, ni embarras de la parole. Cette constatation a son importance, car d'après Raymond «il est peu de faits publiés sous la rubrique tabes spasmodique, de paralysie spinale spastique, où l'on ne trouve mentionnée l'existence de l'une ou l'autre de ces manifestations ». Aussi, plus loin, le même auteur peut dire: «Un examen tant soit peu rigoureux des faits amène à conclure que la symptomatologie du tabes spasmodique, telle qu'elle a été fixée par les descriptions de Charcot et de Erb, se rapporte à un syndrome idéal qui n'est presque jamais rigoureusement réalisé. »

Nous pensons que notre fait se rapproche beaucoup de ce

syndrome idéal que Raymond voudrait voir dans toutes les observations de tabes spasmodique. Car, si nous résumons les phénomènes principaux qui constituent les deux phases de cette histoire, nous voyons : 1° des phénomènes parétiques ; 2° des phénomènes spasmodiques ; et tout cela, en l'absence de tout autre symptôme étranger au tabes spastique. Cela est suffisant, pensons-nous, pour nous permettre de croire que notre malade est réellement atteinte de tabes dorsal spasmodique.

Cliniquement, après une étude approfondie des symptômes, ce diagnostic ne nous paraît pas discutable. Mais il est certain que la preuve anatomique, matérielle nous fait défaut ; elle seule pourrait apporter dans cette discussion un argument sans réplique. Il nous semble cependant que, de l'analyse des phénomènes observés, il nous est possible de déduire le siège probable des lésions.

Déjà, au début de cette discussion, nous avons signalé les réserves formulées par Charcot à propos de l'anatomie pathologique de la maladie qu'il décrivait. « L'affection dont il s'agit, dit-il, reconnaît, j'en conviens, un substratum organique, une lésion anatomique plus ou moins profonde, dont la moelle épinière est le siège. Il est certain également, à ne considérer même que la nature des symptômes, que cette lésion porte plus spécialement son action sur les faisceaux spinaux latéraux. Il est possible enfin que, conformément à une remarque faite par M. Erb, l'altération spinale en question ne soit autre chose que la lésion systématique décrite pour la première fois par Türck et que j'ai fait connaître à mon tour depuis longtemps sous le nom de *sclérose symétrique primitive des faisceaux latéraux de la moelle.* Mais, il importe de ne pas l'oublier, les observations où la sclérose latérale symétrique primitive, sans participation des cornes grises antérieures, a été anatomiquement constatée et dans lesquelles la clinique avait pendant la vie révélé l'existence de symptômes qui paraissent aujourd'hui pouvoir se rattacher au type tabes spasmodique, ces observations, par suite d'un singulier concours de circonstances, sont toutes de date relativement ancienne. Ce sont en quelque sorte de vieux souvenirs un peu effacés et qui demandent par conséquent à être ravivés. C'est pourquoi je crois qu'il sera prudent d'attendre le contrôle d'autopsies nouvelles, avant de se décider à dénommer la maladie d'après le caractère anatomique. »

Dans l'article *Tabes* du *Dictionnaire encyclopédique*, Raymond, approuvant la prudence de Charcot et reprenant un à un tous les faits de tabes spasmodique avec autopsie publiés antérieurement, pense [1] « qu'on aurait tort d'établir une assimilation complète entre le tabes spasmodique et la sclérose primitive des cordons latéraux ». Même parmi les plus probantes « sur un ensemble de quatorze observations avec autopsie, qui réalisaient avec une fidélité plus ou moins grande le tableau du tabes spasmodique, il n'en est pas une seule qui puisse être considérée comme une preuve inattaquable que le syndrome décrit sous ce nom a pour substratum anatomique une sclérose primitive et systématique des cordons latéraux». Le même article renferme des observations d'hydrocéphalie, de porencéphalie, de sarcome encéphalique et d'hystérie dans lesquelles il y a eu des contractures permanentes malgré l'intégrité des cordons latéraux.

On le voit, pour Raymond, la question est loin d'être tranchée et, dit-il, « tous ces faits démontrent qu'on ne saurait plus, comme l'a fait Grasset [2] (de Montpellier), admettre que la contracture permanente est le symptôme de la lésion des cordons latéraux ».

Il est certainement très regrettable que des autopsies certaines, rigoureusement scientifiques ne soient pas encore venues plus amplement démontrer ce que l'analyse clinique a suffisamment établi depuis longtemps, à savoir : la parésie et les contractures indiquent une lésion des cordons pyramidaux.

[1] Raymond; *loc. cit.*
[2] Grasset; Tabes combiné (Archives de Neurologie, 1886).

Déjà en 1878, dans sa description didactique de la paralysie spastique, Erb, raisonnant par analogie, disait : «Une forme morbide proche parente, la sclérose amyotrophique, a donné lieu plusieurs fois déjà à des investigations anatomiques très minutieuses. Dans cette seconde affection, il s'agit d'une combinaison de la sclérose latérale primitive et d'une dégénérescence des colonnes grises antérieures. Il est présumable que, dans la forme non compliquée de la sclérose primitive des cordons latéraux, la lésion anatomique de ces derniers se présentera avec les mêmes caractères ; seulement la lésion de la substance grise fera défaut.» Depuis, des autopsies de sclérose latérale amyotrophique sont venues corroborer et confirmer les paroles de Erb ; de plus, dans d'autres cas, dans de nombreux faits de tabes combiné (et nous en rapportons un exemple des plus nets), la sclérose des cordons pyramidaux s'est toujours manifestée par les phénomènes suivants : parésie et spasme. Il n'est donc pas inexact de prétendre avec M. Grasset que ce groupe de symptômes veut dire lésion des cordons latéraux. « On peut certes discuter encore, dit cet auteur, sur la physiologie pathologique plus fine du symptôme, se demander si ce n'est pas (comme l'admet aujourd'hui Charcot) par irritation des cellules motrices antérieures que la lésion latérale entraîne la contracture. Ceci est une autre affaire.

» Ce qui nous intéresse, nous cliniciens qui voulons surtout apprendre à déduire des symptômes observés le siège probable de la lésion médullaire, c'est qu'aux contractures répond la lésion latérale, comme à l'ataxie répond la lésion postérieure, et comme aux amyotrophies répond la lésion grise antérieure. »

Jusqu'à plus informé, *de par la clinique*, nous nous croyons autorisé à penser que la sclérose des cordons pyramidaux peut seule expliquer les phénomènes que nous avons observés chez notre malade.

Dans le cours de cette discussion, nous avons fait remarquer

4

qu'aucun des symptômes n'est propre à cette affection ; c'est seulement leur évolution spéciale et leur enchaînement constant qui renseignent sur son existence.

Le diagnostic du tabes spasmodique présentera donc quelques difficultés, car il sera possible de le confondre avec un certain nombre de maladies d'origine spinale qui ont avec lui des signes communs. Ainsi chez notre malade, au début lorsque la faiblesse des jambes et les douleurs dans la colonne vertébrale constituaient à elles seules tout le tableau symptomatique, l'hésitation pouvait être grande, mais peu à peu les contractures, les spasmes (difficulté de la marche, exagération des réflexes, trépidation épileptoïde) s'ajoutant à ce tableau tout en s'accompagnant de la parfaite conservation de l'intelligence et de la santé générale, ont dû nous amener à formuler le diagnostic que nous avons adopté. Nous devons cependant, car c'est un point clinique des plus intéressants, consacrer quelques lignes au diagnostic différentiel.

Les maladies avec lesquelles on peut confondre le tabes spasmodique sont : la myélite transverse primitive ou par compression, l'ataxie locomotrice, la sclérose en plaques, la sclérose latérale amyotrophique, l'hystérie, les hémiplégies par suite d'hémorrhagie cérébrale.

1° Disons tout d'abord que le diagnostic d'avec l'*ataxie locomotrice* présente rarement des difficultés. Tout en effet n'est que contraste dans l'expression clinique de ces deux affections. Aussi nous contenterons-nous de reproduire ici le tableau que *Betous* [1] a tracé dans sa thèse :

TABES DORSALIS.	TABES SPASMODIQUE.
Au début, douleurs fulgurantes, troubles céphaliques, anesthésie, troubles gastriques. Incontinence d'urine. Faiblesse génitale.	Santé bonne, sensibilité intacte; pas de douleurs en ceinture ; rien du côté des organes génitaux.

[1] Betous ; Thèse de Paris, 1876.

Brusque projection du pied en avant.	Les pieds adhèrent au sol.
Pointe du pied tournée en dehors.	Membres raides ; contractures des mollets.
Les talons frappent avec bruit.	Marche sur la pointe des pieds.
Au lit mouvements brusques et incertains, trépidation non provoquée.	Mouvements volontaires impossibles; trépidation constante, spontanée et provoquée.
Impuissance. Affections vésicales. Relâchement du sphincter anal.	Négatif.
Troubles de la sensibilité.	Négatif.
Réflexes tendineux supprimés.	Réflexes tendineux exagérés.
Papille optique nacrée. Signe de Romberg.	Négatif.

(Notre malade ne présente pas complètement le tableau symptomatique du tabes spasmodique tel qu'il est décrit ici ; le seul point sur lequel portent les différences consiste dans les contractures ou les spasmes qui chez Gos... sont moins marqués que ne l'indique Betous, la maladie n'étant encore pas très avancée.)

On le voit, entre ces deux maladies, la distinction est très facile à faire, tant les symptômes observés diffèrent entre eux.

2º La *myélite transverse* primitive ou secondaire (myélite par compression), étant une affection atteignant la moelle dans toute son épaisseur, se manifestera par des troubles moteurs souvent semblables aux symptômes du tabes spasmodique, mais aussi par des troubles sensitifs, qui sont étrangers à ce même tabes. On a ainsi dans les deux cas des tableaux symptomatiques bien différents, ainsi qu'on peut en juger :

MYÉLITE TRANSVERSE.	TABES SPASMODIQUE.
Survient généralement à la suite d'un refroidissement. Marche assez rapide dès le début.	De cause ordinairement inconnue ; début insidieux ; marche lente.
Sensation de froid dans le dos et les jambes ; sensibilité modifiée dans les membres inférieurs.	Aucune sensation anomale ; pas de troubles de la sensibilité.
Incontinence d'urine ; paralysie et flaccidité des membres inférieurs.	Rien du côté de la vessie ; même phénomène.

Marche de plus en plus pénible ; les genoux fléchissent.	De même dans le tabes.
La marche devient impossible ; rigidité d'abord temporaire, puis permanente.	Contracture permanente.
Trépidation provoquée et spontanée.	De même dans le tabes.

3° Entre la *sclérose en plaques* et le tabes spasmodique le diagnostic est très facile lorsque le tableau symptomatique de la première est au grand complet, c'est-à-dire lorsque les îlots de sclérose, disséminés et intéressant les différents systèmes spinaux, provoquent ainsi les troubles classiques de la maladie. Mais il n'en est pas de même si ces îlots ne frappent que les cordons latéraux. « Lorsque, dit Charcot, la sclérose multiloculaire se présente avec tout l'appareil si original des symptômes spinaux, bulbaires et cérébraux qui la caractérisent dans son type de complet développement, il n'est certes pas difficile, en général, d'établir son identité ; mais quand il s'agit des formes imparfaites, frustes comme on les appelle encore, c'est autre chose. Il n'est pas en effet, si je puis ainsi parler, une seule des pièces de l'appareil symptomatique en question qui ne puisse faire défaut. Ainsi, pour ne citer qu'un exemple, le tableau clinique de la sclérose en plaques se trouve dans certains cas réduit, à peu de chose près, à la seule contracture des membres inférieurs, avec ou sans rigidité concomitante des membres supérieurs (forme spinale de la sclérose en plaques). Même en pareil cas, la coexistence actuelle ou passée de quelqu'un des symptômes dits céphaliques, tels que nystagmus, diplopie, embarras particulier de la parole, vertiges....., cette coexistence fournirait un document d'une portée presque décisive. Mais, en dehors de cette combinaison, je ne vois pas sur quelles bases solides le diagnostic pourrait être établi ; il ne resterait plus guère que la ressource des présomptions. Peut-être une observation plus attentive et plus minutieuse permettra-t-elle de relever quelque jour, soit dans la symptomatologie elle-même, soit dans les circonstances étiologiques encore si peu étudiées, quelques traits nouveaux qui jusqu'ici auraient échappé et qui permettraient désormais en toute occasion de tracer entre les deux maladies une démarcation tranchée. L'avenir apprendra si nos espérances à cet égard ne sont pas illusoires. » Les difficultés signalées par Charcot, dans cette longue citation, subsistent encore et dans certains cas de sclérose en plaques fruste, le diagnostic est quasi impossible, non seulement d'avec le tabes spasmodique, mais encore d'avec l'hystérie et même l'ataxie locomotrice. Dans ces cas, la prudence, avant de porter un diagnostic, indique d'attendre, d'observer longtemps le malade, l'évolution de la maladie pouvant seule fournir la clef du problème.

Nous rapportons plus loin une observation personnelle de sclérose en plaques type, avec autopsie; l'on verra combien diffèrent les deux tableaux symptomatiques.

4° *La sclérose latérale amyotrophique* (Voir nos observations plus loin) présente aussi des phénomènes analogues à ceux du tabes spasmodique. Elle est en effet anatomiquement constituée par la superposition de la sclérose des cordons latéraux et la dégénérescence atrophique des grandes cellules motrices des cornes antérieures ; or, cette dernière lésion entraîne forcément, à un degré variable il est vrai, de l'atrophie musculaire, phénomène qui manque constamment dans le tabes spasmodique et dont notre malade n'a jamais présenté des traces ; l'évolution lente, l'absence de phénomènes bulbaires et le début par les membres inférieurs, plaideront encore en faveur du tabes spasmodique.

5° Entre certaines *paralysies ou contractures hystériques* et le tabes spasmodique, la ressemblance est quelquefois très grande. Mais un examen attentif fera découvrir facilement, derrière la paraplégie hystérique, le cachet de la grande névrose. A côté des manifestations vulgaires de celle-ci et sur lesquelles nous ne pouvons insister, se trouvent des caractères particuliers: rappelons que chez les hystériques la contracture débute généralement avec brusquerie, et qu'elle affecte d'emblée une intensité considérable ; elle s'atténue pour s'exaspérer tour à tour, en un mot, elle n'est pas permanente ; témoin, cette observation de Klumpke dans laquelle la contracture s'attaqua tour à tour aux muscles fléchisseurs et extenseurs des quatre membres pour revêtir successivement la forme hémi-paraplégique, paraplégique, hémiplégique, diplégique. En outre, cette contracture envahit des muscles toujours respectés dans le tabes spasmodique (muscles masticateurs, respirateurs...) En un mot, comme l'a écrit Raymond « polymorphisme, variabilité de siège et d'intensité des accidents dans l'hystérie ; homogénéité du tableau, fixité et progressivité de la paralysie et de la contracture, dans les cas de tabes spasmodique.»

6° Il est, nous paraît-il, bien difficile de confondre le tabes spasmodique avec le syndrome qu'on observe dans les cas de *dégénérescence secondaire* des cordons latéraux, consécutive à une *lésion en foyer de l'encéphale.* Pour éviter la confusion, on devra soigneusement examiner les antécédents, et de plus l'on se rappellera que dans ces derniers cas, c'est toujours la forme hémiplégique que revêt la paralysie, et l'on observe généralement des troubles de la sensibilité ; dans les cas de tabes spasmodique, l'évolution de bas en haut est la règle, le membre inférieur ou plutôt les membres inférieurs étant envahis bien avant les membres supérieurs, qui ne le sont que plus tardivement. Nous rappelons que dans notre cas la parésie n'a frappé que les membres inférieurs et que ceux-ci n'ont présenté à leur niveau aucun trouble de sensibilité.

Quel est l'avenir réservé à notre malade ? Autant qu'on peut en juger par les principaux exemples publiés jusqu'à ce jour, la marche du tabes spasmodique est des plus lentes, mais aussi elle est inéluctable ; rien ne peut en arrêter le cours et la terminaison est toujours fatale. Même dans une période très avancée, les malades ne présentent ni ces eschares, ni cette atrophie musculaire, ni en un mot cette émaciation générale qui sont la règle dans la plupart des autres formes d'affections spinales, et le plus souvent ils sont emportés par une complication intercurrente, en tête desquelles figure la phtisie pulmonaire.

La thérapeutique reste toujours inefficace, et on est réduit le plus souvent à faire la médecine des symptômes. Nous avons déjà dit que chez notre malade la solanine nous a donné de bons résultats; sous son influence l'élément spasmodique a été très heureusement modifié ; mais ces bons effets ont disparu le jour où l'intolérance gastrique nous a obligé de supprimer l'usage de cet agent. Erb affirme avoir obtenu une guérison et des améliorations à l'aide de la galvano thérapie. Les courants ascendants appliqués le long de la colonne vertébrale, aidés de l'hydrothérapie, produisent souvent une légère modification des phénomènes parétiques et spasmodiques. Si le malade accuse des antécédents syphilitiques, l'essai du traitement spécifique s'impose.

2° Artério sclérose, plus spécialement localisée aux cordons latéraux.

Le nommé Fab... Jules, âgé de 65 ans, maçon, entre le 6 mars 1891 dans le service de M. le professeur Grasset (salle Fouquet, n° 20).

Le malade, qui a fait beaucoup d'excès d'alcool et de tabac, a toujours joui d'une bonne santé jusqu'il y a environ deux ans ; à cette époque, la dyspnée se produit facilement et il présente une toux et une expectoration assez abondantes.

Depuis environ dix jours, ces phénomènes ont augmenté et le malade s'est décidé à entrer à l'hôpital.

Le 7 mars, à l'auscultation de la poitrine, on trouve des râles bronchiques, sibilants et ronflants des deux côtés, et aussi bien en avant qu'en arrière ; apyrexie complète. Ces phénomènes persistent quelques jours, et disparaissent complètement sous l'influence de la médication iodurée. Nous passons rapidement sur cette partie de l'observation qui n'a trait en somme qu'à une poussée aiguë de bronchite chez un vieux bronchitique, pour en arriver aux faits sur lesquels nous allons maintenant insister.

En effet, le jour du premier examen (7 mars), M. Grasset percutant, à nu, le creux sous claviculaire gauche, remarque qu'à chaque petit coup donné par le doigt qui percute, correspond une contraction manifeste d'un faisceau isolé des fibres du grand pectoral sous-jacent; si la percussion devient un peu plus énergique, ces contractions augmentent, à tel point que le bras correspondant est le siège de mouvements d'adduction assez marqués. Le même résultat est obtenu en percutant le grand pectoral du côté opposé, et nous faisons la même constatation sur tous les autres muscles.

L'attention étant dès lors attirée sur cette réflectivité exagérée, nous approfondissons ce point et nous arrivons aux résultats suivants :

La plus légère percussion des tendons, du tendon rotulien en particulier, détermine des mouvements réflexes d'une étendue énorme ; les réflexes cutanés sont même tellement exagérés que le plus léger chatouillement ou contact de la peau suffit à provoquer des secousses au niveau du membre que l'on touche et qui s'étendent à tout le corps si le contact est continué ou plus prononcé. Si l'on prolonge trop longtemps l'examen, si la percussion des tendons par exemple se continue, on voit alors les membres et tout le corps du malade être le siège de mouvements spasmodiques, d'une sorte de trépidation généralisée.

Le phénomène du pied, la trépidation épileptoïde, se produit avec une incroyable facilité et une intensité des plus remarquables; au repos, le pied n'appuyant sur le sol que par la pointe, se produit la *trépidation spontanée*.

Le malade nous dit alors éprouver très souvent des *vertiges* et être tourmenté par des *crampes* très douloureuses.

Les mains sont le siège de *tremblements* très nets qui s'étendent au cou et à la tête.

La *marche* du malade est des plus caractéristiques; nous voyons là le type de la démarche spastique, sautillante ; il semble que le malade, en marchant, appuye sur des ressorts ou du caoutchouc. La force musculaire est presque nulle, aussi bien dans les membres inférieurs que dans les membres supérieurs ; aussi la marche est-elle gênée autant par la parésie que par cet état spasmodique porté à un si haut degré.

Nous cherchons alors à nous renseigner sur le début, la marche de la maladie ; mais Fab… ne nous donne que des renseignements très vagues et paraît même fort étonné que l'on s'occupe d'autre chose que de ce qui l'amenait à l'hôpital, c'est-à-dire les troubles du côté de l'appareil respiratoire.

Cette absence de détails semblerait nous prouver que la maladie a débuté d'une façon très lente, insidieuse.

L'examen plus attentif du malade nous démontre en outre que nous nous trouvons en présence d'un artério-scléreux avéré ; les artères sont très dures, très flexueuses; l'auscultation du cœur fait découvrir, à la base, au 2e temps, à la diastole, un claquement exagéré des valvules. Du côté de l'appareil rénal et urinaire nous notons une albuminurie très légère et des troubles de la miction (pollakyurie et polyurie).

Le malade séjourne dans nos salles jusqu'au mois de novembre 1891, époque à laquelle il est admis à la Clinique des vieillards (service de M. le professeur agrégé Regimbeau). Nous le perdons de vue pendant quelque temps ; cependant l'on nous apprend que son état est à peu près le même.

Le 14 janvier 1892, Fab… est pris d'une dyspnée intense, d'un point de côté, et succombe brusquement le 16 janvier.

Si, dans cette histoire, l'on n'examine que les troubles de la motilité, de la réflectivité, les troubles médullaires en un mot, on est certainement frappé de la ressemblance frappante qui existe entre elle et l'observation précédente. Les mêmes phénomènes ont été constatés : faiblesse musculaire, crampes, exagération des réflexes, trépidation épileptoïde ; nous retrouvons là le même tableau symptomatique avec les mêmes éléments : parétique et spasmodique. Cette analogie nous dispensera de revenir sur ces points déjà développés.

Cependant il est une question que nous devons examiner ici : certainement nous avons un faisceau de symptômes à peu près identique, mais le début et la marche de la maladie ont varié dans ces deux cas. Oui, comme la précédente malade, nous pensons que notre homme présente de la sclérose du faisceau pyramidal, mais nous ne croyons pas cependant que cette sclérose reconnaisse la même origine ; c'est-à-dire que nous devons maintenant étudier ce point de diagnostic de nature ; notre malade, en un mot, présente-t-il le tableau classique du tabes dorsal spasmodique ? Cliniquement, non.

Le tabes spasmodique, en effet, a un début plus net, plus précis; il frappe, nous l'avons déjà dit, les membres supérieurs ou inférieurs ; nous savons que le type paraplégique inférieur est le plus fréquent. L'âge de notre homme, le début et la marche, les allures en général de la maladie, doivent nous amener à écarter le diagnostic de tabes spasmodique.

Mais nous avons dans la notion d'artério-sclérose un élément étiologique des plus importants pour expliquer les faits.

En un mot, si dans l'observation précédente, qui est un type de tabes dorsal spasmodique, l'étiologie et l'origine sont remplies d'obscurité, il nous semble que dans le cas actuel nous pouvons avec quelque raison avoir sur ces points des idées plus nettes.

Nous avons affaire en effet, ceci est indiscutable, à un malade profondément atteint par l'artério-sclérose qui a envahi la plupart de ses organes (poumon, rein, vessie, cœur, artères). N'est-il pas permis d'admettre que cette diathèse fibreuse, de Güll et Sütton, a aussi frappé la moelle et plus particulièrement un système spécial, le faisceau pyramidal ? Pourquoi l'axe spinal aurait-il été épargné, quand tous les organes ont été frappés ?

Donc, de par la clinique, nous trouvons dans cette histoire des signes de sclérose des cordons latéraux ; de plus, nous croyons que cette sclérose médullaire n'est qu'une manifestation d'une maladie antérieure, ou plutôt une localisation d'une maladie générale, l'artério-sclérose.

Les faits ultérieurs sont venus pleinement confirmer le diagnostic ; nous avons pu, en effet, examiner directement le cerveau et la moelle de notre homme ; voici, en quelques mots, les lésions que nous avons observées [1] :

Disons, en passant, que les lobes inférieur et moyen du poumon droit présentent de la pneumonie centrale, arrivée à la période d'hépatisation rouge ; ce sont ces lésions qui ont amené la mort.

Macroscopiquement, le *cerveau* est parfaitement sain ; nous n'avons nulle part trouvé des foyers d'hémorrhagie ancienne ou de ramollissement. Les artères de la base sont dures, à parois manifestement sclérosées.

La *moelle* ne présente rien de particulier sur sa surface extérieure.

Macroscopiquement, sur de nombreuses coupes pratiquées sur toute la hauteur de l'organe, on remarque une zone d'un gris sombre, occupant toujours la même place, c'est-à-dire la région correspondant au faisceau pyramidal croisé du côté gauche ; du côté opposé, la substance blanche paraît à peu près normale, mais elle présente cependant au niveau de ce faisceau une légère teinte gris rosé.

Au microscope. — Les coupes (V. fig. 1 et 2, Pl. I), colorées au picro-carmin, présentent au niveau du cordon latéral et sur le faisceau pyramidal une coloration rouge beaucoup plus intense que dans tous les autres points de la moelle. Cette coloration anormale est due à l'abondance très marquée du tissu conjonctif qui entoure les cylindre-axes devenus moins nombreux. Au milieu de ce tissu conjonctif, se trouvent des vaisseaux de nouvelle formation dont quelques-uns, plus développés, sont tortueux, dilatés, *à parois manifestement épaissies.* Cet épaississement, cette artérite peut être aussi constatée avec la même netteté au niveau de la coupe transversale des artères spinales qui pénètrent dans les sillons antérieur et postérieur. La sclérose est beaucoup plus marquée au niveau du faisceau pyramidal d'un côté ; elle s'étend aussi, à des degrés minimes toutefois, aux autres systèmes du cordon latéral et même légèrement au cordon de Burdach d'un côté.

Sur plusieurs coupes, nous avons noté l'intégrité de la substance grise.

[1] Nous ne saurions trop remercier M. le professeur agrégé Regimbeau, qui a bien voulu nous permettre de publier cette partie nécropsique de l'observation.

En résumé : sclérose ayant envahi la totalité des faisceaux pyramidaux croisés et touché légèrement les systèmes voisins.

De la lecture de cette relation nécropsique, il résulte, sans qu'il soit possible d'avoir le moindre doute, que notre homme présentait réellement de la sclérose latérale.

Il nous semble qu'on peut aller plus loin ; la présence, en effet, d'un si grand nombre de vaisseaux de nouvelle formation, la prolifération active qui en a frappé les parois, la non-systématisation exacte à un seul système de fibres, semblent bien nous indiquer une myélite interstitielle, diffuse, c'est-à-dire un processus qui est la signature d'une maladie générale essentiellement sclérogène, l'artério-sclérose.

Nos deux malades présentent, au point de vue clinique, des ressemblances frappantes, mais il y a entre eux quelques différences ; et ceci peut aussi se soutenir au point de vue anatomo-pathologique.

Comme analogies, nous signalons : presque tout l'ensemble de l'appareil symptomatique, parésie, raideurs musculaires et phénomènes spasmodiques, tous symptômes relevant d'une même lésion occupant les faisceaux pyramidaux croisés.

Nous avons déjà parlé de la différence du début : brusque, très net, remontant à une date fixe chez le premier ; lent, insidieux chez le second, et à tel point qu'il est impossible de lui fixer une date même approximative ; chez le premier encore, début très net par les membres inférieurs, les membres supérieurs restant absolument indemnes ; chez le second, la maladie a indistinctement frappé tous les membres et avec la même intensité. Enfin, quoique nous n'ayons pas eu dans la première observation le contrôle anatomique, nous croyons cependant pouvoir, par analogie, comparer les deux lésions : et d'abord, incontestablement, à la similitude du tableau symptomatique correspond la similitude d'altération anatomique ; mais dans les deux cas est-ce le même processus ? Nous ne le pensons pas ;

Le tabes spasmodique appartient au groupe des myélites paren-
chymateuses et systématiques ; l'irritation primitive du cylindre-
axe aboutissant à sa disparition complète, soit par atrophie
simple, soit par destruction granuleuse, se transmet à la névroglie ; mais cette irritation secondaire n'a aucune tendance à
s'étendre à la névroglie des faisceaux voisins, dont les fibres
nerveuses sont restées saines. Nous avons déjà vu que, chez le
second malade, profondément artério-scléreux, la lésion névro-
glique, qui a été la première en date, a ensuite enserré et étouffé
les éléments nerveux ; nous avons vu aussi combien était grande
sa tendance à la diffusion. Nous n'ignorons pas toutefois que,
entre les myélites interstitielles et les myélites systématisées, le
microscope ne peut faire découvrir de différence histologique
radicale, et que, au fond, la seule vraie caractéristique se tire
de la lésion, mais l'origine vasculaire de la première et l'origine
névritique de la seconde ne peuvent cependant être mises en
doute.

Ainsi, nous arrivons à cette idée que ces deux malades, à part
quelques dissemblances dans les allures, présentent les mêmes
phénomènes symptomatiques, dus à la même lésion siégeant
dans les mêmes régions de la moelle ; l'étiologie et la nature de
cette lésion étant le seul point sur lequel ces malades diffèrent.
Ce fait vient une fois de plus démontrer l'exactitude et l'importance de cette loi fondamentale en pathologie nerveuse : les
symptômes dépendent du siège et non de la nature de la lésion.

II.

SCLÉROSE ASSOCIÉE

1° A la sclérose des cordons postérieurs. — Tabes combiné

Mar..., Albert, âgé de 54 ans, voyageur de commerce, né à Clermont-l'Hérault, est entré à l'hôpital Saint-Éloi, dans le service de M. le professeur Grasset, le 16 octobre 1891 (salle Fouquet, n° 22).

Père mort à l'âge de 71 ans d'une maladie de vessie (?); mère, très nerveuse, morte à l'âge de 70 ans ; un frère bien portant.

Le malade reconnaît avoir fait toute espèce d'excès: de boisson, de coït ; il a contracté une blennorrhagie il y a 20 ans ; pas de syphilis bien nette (?).

En juillet 1887, début de la maladie par une légère faiblesse des jambes rendant la marche assez difficile : cette difficulté grandit à la suite d'un vertige et d'une perte de connaissance qui se produisit en août 1887 et qui dura deux heures.

Dès ce moment, les jambes deviennent encore plus lourdes ; de plus, le malade devient inhabile et maladroit à les diriger.

En janvier 1888, Mar..., entre à l'hôpital Saint-Eloi dans le service du professeur Combal ; il présentait alors : de la diminution de la force musculaire surtout dans les membres inférieurs, des vertiges, de la diplopie passagère, la sensation de semelle de coton sous les pieds et surtout des élancements dans les jambes. Le diagnostic porté à cette époque fut: ataxie locomotrice.

Il fut soumis à un traitement dont l'électricité et l'iodure de potassium étaient la base ; il se produisit une amélioration très sensible dans tous les phénomènes.

Il y a un an et demi environ, la faiblesse des jambes reparaît accompagnée d'un trouble nouveau : l'incontinence d'urine ; le malade n'éprouve plus de vertiges, il sent très bien le sol, il n'a plus de douleurs fulgurantes et, ce qui domine la scène, c'est, dit-il, la faiblesse des jambes.Il entre de nouveau à l'hôpital (octobre 1891).

Etat actuel. Troubles moteurs essentiellement caractérisés par des phénomènes de parésie et d'excitation motrice. A certains moments, le malade éprouve des contractures ou plutôt des crampes surtout dans les jambes.

Les réflexes tendineux sont très nettement exagérés.

Les *troubles sensitifs* ont reparu ; Mar... est souvent tourmenté par des douleurs vives, fugaces dans les membres. La sensibilité au contact,à la température,à la douleur est parfaitement conservée; il n'y a pas de retard dans la perception des sensations.

Le malade ne perd pas ses jambes dans le lit ; la démarche est un peu sautillante, spastique ; il n'y a pas la moindre incoordination motrice. L'occlusion des paupières influe très peu sur la marche et l'équilibre dans la station debout.

Parésie du sphincter vésical.L'inégalité pupillaire est manifeste; la pupille est plus grande à gauche qu'à droite.Elles ne réagissent nullement à la lumière et s'accommodent au contraire très bien pour la vision à des distances différentes (*signe d'Argyll-Robertson*).

A *l'examen ophtalmoscopique.* Œil gauche : *la papille est blanche, nacrée, à bords nets.* Œil droit : *mêmes lésions,* moins avancées cependant.

Un examen du 20 novembre confirme les détails précédents ; le malade est dans le même état, seulement il présente en plus tantôt des crises gastriques (vomissements), tantôt des douleurs fulgurantes très vives, qui ont reparu le 14 novembre et que l'antipyrine réussit généralement à calmer.

En résumé : 1° *symptômes relevant de l'ataxie;* sensation de tapis sous les pieds, douleurs fulgurantes, paralysie du sphincter vésical, signe de Robertson, papille tabétique.

2° *Symptômes relevant du tabes spasmodique;* parésie et excitation motrice des membres inférieurs (exagération des réflexes, crampes).

A partir du 1er *décembre* les vomissements et les douleurs fulgurantes deviennent plus fréquents et plus intenses ; l'état du malade devient lamentable ; il succombe le 9 décembre 1891.

Des faits pareils à celui que nous publions aujourd'hui ont été

observés depuis 1863. A cette époque, en effet, remonte la série
des mémoires que publie *Friedreich* sur des cas d'ataxie héréditaire ; cet auteur a signalé des observations, suivies d'autopsies,
qui rentrent fort naturellement dans le groupe du tabes combiné.

Cette combinaison, cette association de phénomènes dus, les
uns au tabes ataxique, les autres au tabes spasmodique, frap-
pèrent bien *Pierret, Leyden, Prévost,* qui ont publié des cas de
cet ordre. Mais il faut arriver à un travail de *Westphall,* paru en
1877, pour trouver une discussion sérieuse et approfondie de
ces faits ; dès lors le tabes combiné est créé et admis ; *Kahler* et
Pick publient peu de temps après une nouvelle observation rentrant dans le groupe des maladies combinées de la moelle, ou
maladies de plusieurs systèmes produites par une cause commune.
Dès lors les faits s'accumulent, démontrant l'existence réelle du
tabes combiné.

En France, l'individualité propre de la maladie tarde à être
reconnue. Dans une observation longuement discutée de tabes
avec phénomènes épileptoïdes, *Vulpian* est troublé par des contractures, de la trépidation épileptoïde que présentait un malade
atteint aussi de tabes dorsal. Cependant, à cette même époque,
Raymond et *Brousse* publient chacun une observation de tabes
combiné, et déjà à cette époque Brousse, alors interne du professeur Grasset, parle des myélites mixtes. *Ballet* et *Minor* écri-
vent peu après un remarquable travail intéressant, surtout le côté
anatomo-pathologique de la question. *Zacher* et *Westphall* en
Allemagne, *Déjerine, Damaschino, Babinsky* et *Charrin* en France
publient de nouveaux faits. Enfin, un travail d'ensemble, une
étude critique de la question avec observations personnelles est
publié en 1886 par notre maître M. le professeur *Grasset,* qui
présente dans un tableau synthétique le résumé des observations
déjà publiées et défend cette idée toute neuve de myélite mixte,
systématisée aux cordons postérieurs et diffuse aux cordons latéraux. *Tarbouriech,* dans sa thèse inaugurale, rapporte un nou-

veau cas, avec autopsie complètement démonstrative à ce sujet.

Tant de travaux ont définitivement établi ce fait: il existe réellement des cas où à la sclérose des cordons postérieurs s'ajoute et se superpose la sclérose des cordons latéraux. Nous pensons que notre observation est un nouveau fait de ce genre ; nous devons le démontrer.

Disons tout d'abord que, au point de vue étiologique, nous ne trouvons ici rien de bien spécial, aucun élément de différenciation. Le facteur auquel Friedreich a fait jouer un si grand rôle, l'hérédité, ne peut ici être incriminé ; cela est à noter, car on reconnaît aujourd'hui qu'un grand nombre de cas de maladie de Friedreich appartiennent au tabes combiné.

Notre malade présente les tares des tabétiques ordinaires : excès d'alcool et de coït.

Dans l'étude des symptômes que présente Mar..., nous devons faire des groupes ; nous devons mettre de côté, pour les examiner séparément, les symptômes de sclérose postérieure, puis ceux de sclérose latérale ; enfin, suivant en cela la division adoptée dans le travail du professeur Grasset, nous examinerons à part la question des réflexes.

A. — *Symptômes du tabes postérieur:* incoordination motrice, douleurs, anesthésies, troubles céphaliques.

1° L'incoordination motrice n'a jamais été bien manifeste chez notre malade ; elle manque d'ailleurs assez souvent dans ces cas, puisque dans son relevé, M. Grasset a trouvé 11 malades sur 33 qui ne l'avaient jamais présentée.

2° Les symptômes douloureux ont été des premiers à apparaître dans notre cas. Dès 1887, époque de début de la maladie, Mar..., éprouvait des *élancements*, surtout dans les jambes ; aujourd'hui ces phénomènes se sont accrus dans des proportions considérables. Dans les derniers jours de la vie se sont produites de véritables *douleurs fulgurantes*, rebelles, tenaces qui ne laissaient aucun repos au patient.

5

Les phénomènes anesthésiques sont au contraire peu marqués, la sensibilité est, actuellement, dans tous les points conservée et normale ; cependant nous devons signaler, dès le début de la maladie, un certain degré d'anesthésie plantaire aujourd'hui disparue.

3° Le troisième groupe de symptômes, céphaliques et sphinctériens, est d'une importance diagnostique capitale ; dès le début, la diplopie binoculaire est apparue, les vertiges se sont produits et enfin nous avons aujourd'hui la signature de la maladie ; nous voulons parler du signe de Robertson, de l'inégalité pupillaire, et surtout de la papille tabétique. Nous avons déjà dit en quoi consistait le premier et nous avons dit aussi qu'il existait d'une façon manifeste; nous n'insisterons pas davantage sur son importance actuellement reconnue par tous ; sa valeur diagnostique est en effet bien moindre que celle de l'examen ophtalmoscopique : la *papille optique* de notre malade est *blanche, nacrée*, elle est *atrophiée.* Cette image ophtalmoscopique si spéciale, si caractéristique est des plus nettes. Ce signe est tellement important que sa seule constatation est, pour certains auteurs, suffisante pour justifier le diagnostic de tabes. Nous nous rangeons à cette manière de voir, et pour notre part nous avons eu l'occasion d'observer, cette année même, dans le service de M. Grasset, deux malades chez lesquels l'ophtalmoscope, entre les mains de M. le professeur Truc, avait révélé l'existence de l'atrophie nacrée de la papille et qui ont été, même en l'absence de tout autre signe, considérés comme de vrais tabétiques. Chez notre malade, ce signe existe d'une façon incontestable et le microscope (nous le décrirons plus amplement bientôt) est venu pleinement confirmer le diagnostic d'atrophie du nerf optique.

Enfin, toujours dans ce même groupe, nous devons signaler les troubles sphinctériens. Depuis plusieurs mois en effet notre malade est atteint d'incontinence d'urine.

Si nous résumons maintenant cette histoire, nous voyons que

nous trouvons réunies à peu près toutes les manifestations du tabes ; les troubles de la sensibilité font seuls actuellement défaut.

Voilà donc un premier point établi : *l'élément tabes ataxique existe chez notre malade*.

B. — *Symptômes du tabes spasmodique.* Passant maintenant au deuxième groupe de symptômes, appartenant à la sclérose latérale, nous trouvons ici des phénomènes paralytiques ou paré·tiques et des phénomènes d'excitation motrice.

1° La paralysie ou la parésie des membres inférieurs a été un des premiers phénomènes présentés par notre malade ; l'apparition de ces accidents remonte en juillet 1887, et ce sont eux qui ont ouvert la scène. L'importance de ces troubles est des plus grandes et à cette époque, malgré que l'on ait porté le diagnostic d'ataxie locomotrice, ils ont dû certainement frapper l'attention, car tout le monde sait (et Trousseau a beaucoup insisté sur ce point) que chez les tabétiques ordinaires, la force musculaire est parfaitement conservée. Dans notre observation nous notons bien comme dans les cas d'ataxie des troubles de la marche, mais nous devons faire remarquer que ce qui rendait la marche difficile, ce n'était pas le défaut de coordination, mais bien la faiblesse musculaire.

2° Les symptômes d'excitation motrice sont aussi des plus nets. Nous avons déjà dit que la démarche du malade était un peu sautillante et spastique ; d'ailleurs lui-même accuse une certaine raideur surtout dans les articulations des membres inférieurs ; Mar... a éprouvé en outre. des crampes au niveau de certains groupes de muscles et il présente très manifestement le phénomène du pied : la flexion brusque et soutenue de l'avant-pied sur le pied suffit à provoquer une véritable trépidation caractéristique.

Si nous résumons cet exposé, nous voyons que notre malade présente nettement des phénomènes relevant des deux ordres de lésions. Notre cas appartient « de par la clinique à un type spécial qui n'est ni le tabes ataxique, ni le tabes spasmodique, mais qui tient de l'un et de l'autre[1] » : c'est précisément à ce type que l'on a donné le nom de tabes combiné.

3° Il est un dernier point dans notre histoire qu'à dessein nous avons laissé dans l'ombre; nous voulons parler de l'état *des réflexes tendineux*. Jusques à présent nous avons trouvé des symptômes produits par des lésions soit des cordons postérieurs, soit des cordons latéraux. Ces deux ordres de lésions ont donné lieu chacun à une symptomatologie particulière, distincte, mais nullement contradictoire.

Les réflexes tendineux que nous allons maintenant étudier tiennent dans chacune de ces symptomatologies une place très intéressante et des plus importantes. On sait en effet que dans le tabes dorsal ils sont diminués ou abolis, tandis que dans la sclérose latérale ils sont exagérés. Que deviennent-ils dans le tabes combiné, où les deux lésions sont associées?

Cette question est des plus importantes, et de tout temps elle a intéressé les neuropathologistes. A une époque où l'histoire du tabes combiné était loin d'être faite, *Byrom·Bramwell* disait [2] : « Je voudrais bien rencontrer un cas d'ataxie locomotrice avec propagation de la lésion aux faisceaux latéraux. Un pareil cas jetterait, je crois, une vive lumière sur le caractère exact du réflexe rotulien..... Quel est l'état du réflexe rotulien dans un cas d'ataxie qui s'est compliquée de sclérose latérale? Voilà ce que je serais curieux de pouvoir examiner. »

Dans l'intéressant tableau dressé par M. le professeur Grasset ayant trait à toutes les observations de tabes combiné publiées avant son propre travail, nous remarquons les faits suivants:

«Dans quatorze observations, l'état des réflexes rotuliens n'est

[1] Grasset; *loc. cit.*
[2] Byron-Bramwell ; Maladies de la moelle épinière,

pas expressément indiqué, soit que ces cas fussent antérieurs au travail de Wesphall sur la valeur de ce signe dans le tabes, soit pour toute autre cause.

»Sur les 19 autres cas, l'abolition est signalée dans 12. Dans les 7 derniers il y avait exagération à des degrés divers.

»En somme, on peut dire que l'abolition est beaucoup plus fréquente que l'exagération (12 cas sur 19), et même dans les 7 cas avec exagération ce symptôme n'a un degré considérable que dans deux». Le malade étudié par *Tarbouriech* avait ses réflexes exagérés. Dans le courant de notre observation, nous avons noté l'exagération manifeste des réflexes tendineux ; de plus, la trépidation épileptoïde se produisait avec la plus grande facilité.

Dans son travail, M. Grasset, cherchant à expliquer les différences que présente ce point particulier de l'histoire du tabes combiné, est amené à admettre que les réflexes peuvent, suivant la période de la maladie, varier beaucoup ; leur abolition peut précéder leur exagération, et inversement. Nous nous rallions complètement à cette manière de voir, et, l'appliquant à notre cas, il nous semble qu'il devient relativement facile de reconstituer les faits : en effet, chez notre malade, ce qui paraît dominer au début, c'est certainement le tableau symptomatique du tabes: sensation de tapis sous les pieds, diplopie, vertiges, douleurs fulgurantes : et cela est tellement vrai que le diagnostic «ataxie locomotrice» fut alors porté par le professeur Combal. Il nous est, à notre grand regret, impossible de déterminer où en étaient les réflexes rotuliens à cette époque.

Peu à peu certains, de ces phénomènes diminuent d'intensité; d'autres apparaissent au contraire (incontinence d'urine) ou prennent une importance telle qu'ils dominent la scène : nous voulons parler de la faiblesse des jambes, de la parésie musculaire associée à un certain degré de contracture. Ainsi, à cette époque (octobre 1891), à l'élément ataxie succède et se surajoute l'élément spasme et parésie ; à cette époque aussi nous notons l'exagération manifeste des réflexes tendineux et la trépidation épileptoïde.

Mais il n'en est pas ainsi dans tous les cas, et il existe un grand nombre d'observations dans lesquelles le début simule complètement le tableau du tabes spasmodique auquel vient plus tard se surajouter celui du tabes ataxique. On comprend dès lors que les réflexes tendineux ne possèdent pas les mêmes caractères dans tous les cas. De plus, les observations de tabes combiné ne sont pas encore très nombreuses ; beaucoup ne signalent que les faits des dernières années de la vie : elles sont très rares celles qui, pouvant remonter au début de la maladie, signalent l'état des réflexes à ce moment. « Dès lors, il est probable que, quand la maladie étant mieux connue et acceptée, on acceptera les faits sans autopsie et on posera les diagnostics de bonne heure, on pourra recueillir sur l'état des réflexes rotuliens des renseignements plus complets et plus démonstratifs ».

De par la clinique, grâce à l'analyse des symptômes, tels que nous les avons groupés et décrits, nous estimons qu'il nous est déjà permis de penser que notre malade peut à juste titre être considéré comme atteint de sclérose postéro-latérale de la moelle.

Les faits que nous allons envisager maintenant constituent la preuve matérielle, irrécusable de ce que nous avançons.

Cette preuve repose sur les données de l'autopsie et les résultats de l'examen au microscope de l'axe cérébro-spinal.

Avant d'aborder ce point, disons de suite que, pour des circonstances absolument indépendantes de notre volonté et malgré notre vif désir, nous n'avons pu procéder à une autopsie complète ; les divers viscères n'avaient du reste, pendant la vie, rien présenté de particulier. Nous avons été obligé de nous restreindre à l'ablation et à l'examen du bulbe, de la moelle, des nerfs optique et sciatique ; le cerveau n'a pu être examiné.

Bulbe. — Macroscopiquement, le bulbe ne présentait aucune

lésion. Au microscope, nous avons noté une légère sclérose occupant les cordons latéraux.

Moelle épinière.—Parois osseuses du canal rachidien normales; pas d'altération de la dure-mère sur ses deux faces. Au niveau du renflement cervical, la moelle a une consistance plus molle qu'à l'état normal et est le siège d'un léger ramollissement. Sur des coupes pratiquées à l'état frais, on constate, au niveau des cordons postérieurs et des cordons latéraux, l'existence de zones ayant un aspect tantôt gris rosé, tantôt gris sombre ; sur toute la hauteur de la moelle, on retrouve cette particularité. Les racines antérieures et postérieures ne présentent rien de particulier à l'œil nu.

Examen histologique, pratiqué après durcissement dans le liquide d'Erliki.

Les coupes traitées par le picro-carminate d'ammoniaque présentent au microscope les particularités suivantes (V. fig. 3, 4, 5 et 6, Pl. I) :

Région cervicale au-dessus du renflement. — On voit une sclérose complète des cordons de Goll ; la zone externe du cordon postérieur (faisceau de Burdach) est aussi atteinte mais beaucoup moins que la zone interne. Dans le cordon latéral, c'est le faisceau pyramidal croisé qui est envahi par la sclérose, qui affecte dans cette région la forme d'un triangle à base périphérique. La pie-mère est légèrement épaissie, et de sa face interne partent quelques tractus fibreux peu abondants.

Au niveau du renflement cervical. — La sclérose occupe les cordons postérieurs en entier et les cordons latéraux en entier ; elle n'est pas ici limitée au faisceau pyramidal croisé, et elle a envahi les autres faisceaux de ce cordon latéral.

Région dorsale.— Dans les cordons postérieurs, sclérose diffuse marquée également dans le cordon de Goll et le faisceau de Burdach. Dans les cordons latéraux : d'un côté, zône de sclérose très nettement limitée au faisceau pyramidal croisée ; de l'autre côté, la sclérose a envahi presque tout le cordon latéral.

La pie-mère est très épaissie. De sa face interne partent de gros vaisseaux et de gros tractus fibreux pénétrant de la périphérie de la moelle dans la substance blanche, surtout au niveau des cordons latéraux. Ces vaisseaux sont atteints de péri-artérite. Entre la sclérose corticale, périphérique (due à la méningite) et la sclérose du faisceau pyramidal se trouve une zone relativement saine. — Légère sclérose du faisceau de Türck.

Région lombaire.—La méningite spinale est ici beaucoup moins marquée. Les cordons postérieurs sont envahis en entier par le processus scléreux. Dans le cordon latéral, la sclérose est assez nettement limitée au faisceau pyramidal.

Dans toutes ces régions, nous avons constaté l'*intégrité parfaite de la substance grise.*

Les *nerfs optique et sciatique* ont été étudiés sur des coupes colorées à l'hématoxyline [1].

Dans certains faisceaux secondaires, nous avons constaté la diminution considérable ou la disparition complète des cylindre-axes ; il est à noter que ces nerfs ne paraissaient point sclérosés ; s'il y avait sclérose, celle-ci était très minime.

Nous pouvons résumer comme suit la topographie des lésions : sclérose étendue au bulbe, à la moelle où elle intéresse simultanément les cordons postérieurs et les cordons latéraux. Cette sclérose est surtout accusée au niveau de la région dorsale, où il y a de la méningite spinale. Légère sclérose des cordons antérieurs dans cette même région. Atrophie simple des nerfs optique et sciatique.

On le voit, le résultat de l'examen anatomique vient pleinement confirmer le diagnostic clinique. La lésion scléreuse siégeant au niveau des cordons postérieurs explique suffisamment les symptômes du tabes dorsal ; celle des faisceaux pyramidaux est la cause des phénomènes parétiques et spasmodiques que nous avons observés. L'atrophie du nerf optique, microscopiquement constatée, a provoqué l'aspect si caractéristique de la papille qui était blanche, nacrée. Il est enfin, dans les résultats de l'examen anatomique, un point sur lequel nous voudrions attirer l'attention : nous voulons parler de la névrite sciatique, de l'atrophie de ce nerf. Ce serait évidemment forcer les analogies, que de comparer cette altération nerveuse à celle qu'a trouvée *Déjerine* (*Archives de Physiologie*, 1884) au niveau des nerfs cuta-

---

[1] Nous adressons tous nos remerciements à M. Duclerc, qui a bien voulu se charger de ces coupes.

nés d'un malade atteint lui aussi de tabes combiné. Dans l'observation, en effet, de cet auteur, on avait noté pendant la vie des zones d'anesthésie très nombreuses, et à l'autopsie, au niveau même de ces zones on trouva une névrite parenchymateuse des plus marquées, alors que les racines postérieures correspondantes n'étaient guère altérées. On comprend toute l'importance de ce fait, démontrant l'autonomie du système nerveux périphérique dans ses affinités pathologiques ; de plus, le rôle joué par ces névrites dans les troubles de la coordination et les modifications de la sensibilité n'échappera à personne.

A ce point de vue, nous avouerons que notre autopsie est incomplète, l'examen des ganglions spinaux, des racines postérieures n'ayant pu être fait. Quoi qu'il en soit, retenons ce fait: notre malade présentait des lésions médullaires et névritiques. Cela est à noter, surtout aujourd'hui où il semble que, grâce aux travaux de Déjerine, les tabes doivent être considérés comme des maladies du système nerveux tout entier.

Après cette digression que l'importance des faits nous paraît légitimer, reprenons les détails de l'examen microscopique et étudions d'un peu plus près les lésions observées.

Des altérations semblables à celles que nous venons de décrire ont été trouvées et signalées par Friedreich, Westphall, Brousse, Kahler et Pick, etc.... Dans toutes les autopsies indiquées dans le travail de M. Grasset, dans le cas de Tarbouriech, la lésion scléreuse intéressait les cordons postérieurs et les cordons latéraux.

Sur ce point, l'accord est unanime : tout le monde admet ces faits ; seule l'interprétation diffère, et à ce sujet les divergences d'opinions sont des plus grandes. S'agit-il d'une double myélite systématisée ou d'une myélite diffuse? Pour les Allemands, ce serait une double sclérose systématisée. L'Ecole Française admet plutôt une myélite diffuse.

Ballet et *Minor*, qui ont fortement défendu cette idée, s'expriment ainsi dans leur remarquable travail : «La sclérose procède de la pie-mère ; elle s'avance de la moelle sous la forme d'un triangle à base périphérique élargie, qui traverse le faisceau cérébelleux et empiète sur le système pyramidal. On la voit ainsi, sur diverses coupes, se jouer des barrières physiologiques et se diffuser d'une façon irrégulière avec une indépendance d'allures qui rappelle un peu les habitudes de la sclérose multiloculaire. De par la topographie des lésions nous sommes donc autorisé à avancer que nous avons affaire ici, non pas à une sclérose systématique, mais à une sclérose diffuse. »

Si nous nous reportons aux lésions trouvées à l'autopsie, nous trouvons une autre explication qui a été défendue avec beaucoup de talent par Déjerine ; nous voyons en effet que, surtout au niveau des cordons latéraux, nous avons noté une sclérose corticale, périphérique qui pourrait bien avoir été la cause et le point de départ de la sclérose du cordon latéral. *Déjerine* a publié dans les *Archives de Physiologie* de 1888, un travail consciencieux sur le rôle joué par la méningite spinale postérieure des tabétiques dans la pathogénie des scléroses combinées. Rappelant combien est fréquente la méningite spinale postérieure des tabétiques, Déjerine pense que celle-ci, dans quelques cas, s'étend de chaque côté sur les parties latérales et détermine là une sclérose corticale d'abord, devenant centrale plus tard.

Nous rappelons que dans notre cas nous avons très bien noté cette sclérose corticale, mais nous avons aussi fait remarquer qu'entre les deux zones de sclérose (l'une corticale, l'autre occupant le faisceau pyramidal croisé) se trouvait une région relativement saine, semblant indiquer une indépendance réciproque des deux processus.

Nous ne pensons pas que l'on puisse admettre ni l'opinion de Ballet et Minor (sclérose diffuse dans les cordons postérieurs et latéraux) ni celle de Déjerine (sclérose latérale amenée par la méningite spinale) d'autant que, si nous passons sur le terrain de la clinique, on en arriverait ainsi, comme Ballet et Minor l'ont fait, à créer un grand nombre de types, suivant que l'apparition de la sclérose latérale a précédé ou suivi celle de la sclérose postérieure, ou bien encore suivant qu'elles sont contemporaines. En un mot, on nierait l'unité de la maladie et on ferait comme si, dit M. Grasset, « on séparait les tabétiques chez lesquels l'atrophie optique précède la sclérose spinale, et ceux chez lesquels les lésions se succèdent dans l'ordre inverse ».

Et cependant cette unité existe. Les symptômes, les lésions du tabes combiné, donnent à cette affection une individualité bien nette. Que faut-il pour l'expliquer ? Ici intervient une nouvelle notion des myélites.

L'École allemande, personne ne le nie, a raison d'admettre la systématisation de la sclérose postérieure. Ballet et Minor ont démontré la non-systématisation de la sclérose latérale. Le tabes combiné, qui est le résultat de la superposition de ces deux lésions, sera donc une *myélite mixte*. Cette notion, déjà indiquée en 1882 dans la Thèse de M. Brousse, a été ensuite reprise et développée par M. le professeur Grasset. « Il n'y a pas, dit-il, entre les myélites systématisées et les myélites diffuses de différence histologique radicale qui en fasse deux processus inconciliables sur le même sujet. On les suppose l'une parenchymateuse, l'autre interstitielle dans leurs origines. Mais au fond la seule vraie caractéristique se tire de la topographie ».

Un même état général peut, en se localisant sur la moelle, déterminer chez l'un une lésion systématique, chez l'autre une lésion diffuse, chez un troisième une double lésion diffuse en avant, systématisée en arrière ; on peut ainsi avoir dans la même moelle la superposition de lésions les plus diverses, soit comme siège, soit comme origine.

Notre fait paraît confirmer ces données : au niveau des cordons postérieurs, la lésion est limitée et constante ; dans les cordons latéraux, nous avons vu que la zone scléreuse, surtout dans la région dorsale, a de la tendance à s'étendre, à gagner de tous côtés, soit vers la périphérie, soit dans les faisceaux voisins du faisceau pyramidal; nous la voyons même apparaître dans les cordons antérieurs.

Quelle est la relation entre ces deux lésions ?

La lésion systématisée succède-t-elle à la lésion diffuse, ou inversement? Devons-nous admettre, comme nous avons vu Déjerine le prétendre, la propagation par les méninges ?

Les deux processus sont ils complètement indépendants ?

Tous ces modes sont possibles ; et ils doivent varier avec les malades.

Dans notre cas, nous basant sur l'évolution des symptômes, il nous semble que les deux lésions sont indépendantes : au début, notre malade présente tout le tableau de l'ataxie locomotrice et le diagnostic est même porté: nous avions donc à ce moment une sclérose des cordons postérieurs ; plus tard, ces symptômes s'atténuent, et apparaissent alors des troubles relevant d'une sclé-rose latérale qui s'établit ; enfin dans une troisième période le tableau de l'ataxie reparaît, les deux groupes de symptômes marchent de pair, les deux lésions sont constituées et évoluent chacune séparément.

Aux points de vue clinique et anatomo-pathologique, notre malade a présenté, nous croyons l'avoir démontré, le tableau complet du tabes combiné.

Aujourd'hui, ce diagnostic nous paraît s'imposer; mais nous devons dire qu'il n'en a pas toujours été ainsi, et ceci nous amène à retracer en quelques mots les grandes lignes du *diagnostic différentiel.*

Au début de la maladie, il est presque toujours impossible de porter un diagnostic précis ; à cette période en effet c'est ou le tableau du tabes ataxique ou celui du tabes spasmodique qui domine la scène. Le plus ordinairement, le tabes ataxique débute; c'est du moins ce qui s'est passé chez notre malade. A cette époque en effet, en 1887, le professeur Combal porte le diagnostic d'ataxie locomotrice. Ce n'est que plus tard et peu à peu qu'aux symptômes tabétiques se sont joints les phénomènes spasmodiques. Cette adjonction, cette superposition nous a alors amené à modifier le premier diagnostic.

Mais pour en arriver là, nous a-t-il encore fallu faire appel à des données précises qui nous ont servi à établir un diagnostic raisonné. Nous avons dû distinguer le tabes combiné du tabes ataxique et du tabes spasmodique, de la myélite diffuse transverse, de la sclérose en plaques.

Pour les deux premières, nous dirons : quand chez notre malade nous avons constaté les signes de l'ataxie (douleurs fulgurantes, signes de Robertson, paralysie des sphincters, papille nacrée), et que nous avons en outre observé ceux du tabes spasmodique (parésie, raideurs, exagération des réflexes tendineux) notre diagnostic a été rapidement et solidement établi. La superposition, la combinaison des deux groupes de signes était en effet des plus manifestes.

Parmi ces symptômes, tous n'ont pas la même importance diagnostique : quelques-uns sont en effet communs aux trois tabes (symptômes céphaliques), d'autres sont plus ou moins contingents. Mais il en est dont la constatation a une valeur considérable : ainsi dans notre cas, nous avons noté deux signes qui au premier abord paraissent s'exclure : nous voulons parler de l'altération organique, de l'atrophie nacrée de la papille et de l'exagération des réflexes; le premier est la signature de l'ataxie locomotrice, dans laquelle les réflexes sont abolis, l'autre fait partie du tableau du tabes spasmodique. La constatation rigoureuse et précise de l'existence de ces deux signes nous obligeait à conclure à l'existence des deux lésions, postérieure et latérale.

La *myélite diffuse* est ordinairement transverse ; elle frappe d'un seul coup une rondelle de moelle, envahissant indistinctement tous les systèmes. Tout est continu dans les lésions qui frappent les hauteurs successives de la moelle de la même manière, c'est-à-dire en détruisant indistinctement tous les systèmes de l'axe spinal. Le tabes combiné, au contraire, frappe deux systèmes bien nets et toujours les mêmes ; la lésion s'élève en hauteur, non en largeur, et on observe souvent des symptômes mésocéphaliques et céphaliques.

Le diagnostic est plus difficile avec la *sclérose en plaques*. On comprend en effet que la lésion scléreuse affectant la forme de plaques peut envahir tous les systèmes de la moelle et se révéler ainsi avec les symptômes des autres lésions des centres nerveux. La distinction sera donc quelquefois très difficile, impossible même.

Cependant, on devra se rappeler que les lésions de la sclérose en plaques ne présentent ni symétrie, ni continuité : leur irrégularité et leur variabilité d'un membre à l'autre sont d'excellents signes diagnostiques. Du reste, le tabes combiné ne présente jamais aucun des signes courants, classiques de la sclérose multiloculaire (troubles de la parole, nystagmus, aspect particulier de la papille).

Le *pronostic* est ici, comme dans les tabes, d'une extrême difficulté ; tout le monde reconnaît qu'il est le plus souvent fatal, la marche de la maladie étant essentiellement progressive ; il est impossible de déterminer, approximativement même, quelle sera la durée de l'évolution morbide. Il faut compter cependant avec les rétrocessions spontanées ou thérapeutiques, comme aussi il faut redouter des accidents soudains, subits, entraînés le plus souvent par des troubles bulbaires ; notre malade en est un exemple ; généralement la mort est due à une maladie intercurrente, ou au marasme, à la cachexie avec escharres.

C'est à dessein que nous écourtons le chapitre du *traitement*, non pas que nous le considérions comme anodin ou nul, mais

parce que les indications sont pour la plupart les mêmes dans
cette maladie, et dans les autres tabes et les myélites en général
dont nous aborderons le traitement dans une étude d'ensemble

2° Sclérose latérale associée à l'atrophie des cellules des cornes antérieures. — Sclérose latérale amyotrophique.

PREMIÈRE OBSERVATION.

Pag..., Louis, 35 ans, garçon de café, né à Pérols (Hérault).
Entré le 14 août 1891, à l'hôpital Saint-Éloi, dans le service de
M. le professeur Grasset (salle Fouquet, n° 34).

Les antécédents héréditaires ne présentent rien de particulier.

Le malade, qui accuse de nombreux excès de tout genre (alcool,
tabac, coït), a toujours joui d'une bonne santé ; pas de syphilis ; à
noter une blennorrhagie, il y a six ans. C'était un homme à fortes
épaules et à musculature très développée.

Au mois de juin 1890, sans cause appréciable, sans traumatisme
et sans maladie antérieure, le malade reconnaît que la force musculaire diminue très sensiblement au bras droit ; à cette époque,
il n'a pas remarqué d'amaigrissement de ce membre. Peu à peu,
cette faiblesse musculaire s'étend au bras gauche.

Ce n'est que *six mois* après ce début que l'amaigrissement est
constaté ; il apparaît d'abord au bras droit pour gagner ensuite le
bras gauche. Cette atrophie a frappé d'emblée ces membres dans
toute leur hauteur, sans se limiter et sans débuter en un point
plus précis. Tous ces phénomènes se produisent sans la moindre
douleur.

Lorsque nous voyons le malade, nous le trouvons dans l'état
suivant :

Les deux membres supérieurs sont le siège d'une atrophie marquée, portant presque également sur tous les muscles ; il semble
cependant que les éminences thénar et, d'une façon plus générale,
les muscles des deux mains soient plus atrophiés, un peu plus à
droite qu'à gauche. Les mensurations pratiquées en septembre
1891 ont donné les résultats suivants :

Périmètre du poing fermé,		à droite	= 17	cent.
—	—	à gauche	= 21	—
—	de l'avant-bras, 1/3 moyen,	à droite	= 15	—
—	— —	à gauche	= 19	—
—	du coude.	droit	= 20	—
—	—	gauche	= 21	—
—	du bras, 1/3 moyen,	à droite	= 21	—
—	— —	à gauche	= 21	—
—	— 1/3 supérieur,	à droite	= 22	—
—	— —	à gauche	= 23	—
—	oblique de l'épaule	droite	= 23	—
—	—	gauche	= 24	—

Cette atrophie des mains est assez marquée pour empêcher l'opposition du pouce au petit doigt et les mouvements d'adduction et d'abduction des doigts; cependant nous n'avons pas observé de tendance à la déformation en griffe.

La flexion et l'extension sont assez bien conservées dans les différents segments des membres supérieurs; les mouvements, autour des diverses articulations, sont assez restreints et assez difficiles; il n'y a pas de résistance de ces membres aux mouvements passifs.

La force musculaire a diminué d'une façon très notable; à droite, la pression de la main chasse l'aiguille du dynamomètre jusqu'à la division 5; à gauche, jusqu'à la division 9.

Les muscles de l'éminence thénar sont le siège de *mouvements fibrillaires* qui apparaissent spontanément; la pression ou la percussion des muscles de l'avant-bras est douloureuse et provoque des *secousses* qui, du reste, se produisent spontanément, surtout pendant la nuit.

L'examen électrique, que nous devons à l'obligeance de M. le professeur agrégé Regimbeau, a donné les résultats suivants:

Courants faradiques: toute contraction est absolument abolie à droite; à gauche, cette diminution est moins complète.

Courants continus: réaction de dégénérescence complète au niveau des muscles de l'éminence thénar, à droite; partielle au niveau des mêmes muscles, à gauche.

Les membres inférieurs ne présentent rien de particulier; là les muscles paraissent avoir conservé toute leur intégrité; la force musculaire y est parfaitement conservée.

La démarche est presque normale ; le malade traîne cependant légèrement la jambe droite, qui est raide et paresseuse.

Les réflexes tendineux sont considérablement exagérés ; nous n'avons jamais noté l'exaltation du réflexe massétérin. La sensibilité est conservée dans tous ses modes et dans tous les points du corps. Nous n'avons pas observé de troubles dans l'articulation des mots, ni dans la déglutition, ni dans la respiration ; en somme, aucun phénomène bulbaire.

Le malade est soumis à l'électrothérapie et à la médication iodürée ; l'état reste le même.

OBSERVATION II.

Yssan..., Clémence, 26 ans, sans profession, née à Marseille, est entrée à l'hôpital Saint-Éloi, service de M. le professeur Grasset, le 11 novembre 1890 (salle Bichat, n° 8).

La mère est morte pendant les couches, à l'âge de 40 ans ; père mort à l'âge de 68 ans ; quatre frères, tous bien portants; *pas d'hérédité nerveuse.*

Le casier pathologique de notre malade est des plus chargés :

A l'âge de 6 ans, elle a eu la variole, et à l'âge de 7 ans une fièvre typhoïde très grave avec une convalescence longue et difficile.

Quelque temps après l'instauration des règles, qui eut lieu à 15 ans, la malade, pendant une période menstruelle, prend un bain froid ; les règles se suppriment pendant quatre mois ; depuis cette époque, la santé devient languissante.

A l'âge de 17 ans, la malade, habitant alors Port-Saïd (Égypte), éprouve une violente frayeur à la suite d'une insurrection qui éclate dans cette ville ; les règles se suppriment de nouveau pendant cinq mois et apparaît alors une éruption squameuse s'accompagnant de vives démangeaisons, occupant d'abord les deux bras et les deux seins, gagnant ensuite la face.

A cette époque aussi remonte l'apparition des phénomènes que la malade présente encore aujourd'hui et sur lesquels nous reviendrons bientôt.

A l'âge de 23 ans, elle a eu un abcès (?) dans la région du genou droit, suivi d'arthrite, qui a laissé une raideur assez marquée au niveau de cette articulation.

6

La maladie que nous observons en ce moment a débuté à l'âge de 17 ans, il y a donc neuf ans. Elle a d'abord consisté en une *faiblesse* très grande au niveau des doigts de la main gauche ; la malade devient maladroite et, malgré toute son attention, il lui arrive souvent de laisser tomber les objets qu'elle tient dans sa main ; peu à peu, cette parésie gagne le bras et, bientôt après, environ un mois, la malade constate que sa main gauche maigrit rapidement. La faiblesse d'abord, l'atrophie ensuite, s'étendent au bras droit et s'accompagnent de douleurs très vives. L'état général reste cependant excellent.

État actuel. — Nous ne nous attarderons pas à décrire en détail l'aspect des membres supérieurs de notre malade ; la dégénérescence atrophique y a atteint un degré extrême, et nous trouvons là, réalisée, la description classique, idéale, que donnent les auteurs de l'atrophie progressive, arrivée à une période avancée. Au lieu et place des saillies musculaires, normales de la main, on voit des dépressions, des méplats au niveau des éminences thénar, hypothénar et des espaces interosseux.

Aussi, la main a-t-elle acquis cette forme caractéristique qu'on a appelée *main de singe*. L'abduction et l'adduction des doigts est impossible : le pouce et l'auriculaire ne sont plus opposables. La première phalange de chaque doigt est en extension et les deux dernières en flexion (griffe) ; la malade ne peut absolument pas étendre ces deux phalanges, et l'extension forcée est très douloureuse (rétractions tendineuses).

A l'avant-bras, la saillie des muscles de la face antérieure est remplacée par une véritable gouttière ; au bras et à l'épaule, l'atrophie est aussi très avancée. Ainsi que l'indiquent les chiffres suivants, le bras gauche est plus pris que le bras droit.

Périmètre de l'avant-bras, 1/3 inférieur, à gauche = 14 cent.
— — — à droite = 14 —
— — 1/3 moyen, à gauche = 15 —
— — — à droite = 16 —
— du coude gauche = 20 —
— — droit = 21 —
— du bras, — à gauche = 22 —
— — — à droite = 24 —
— — 1/3 supérieur, à gauche = 24 —
— — — à droite = 25 —
— oblique de l'épaule gauche = 25 —
— — droite = 26 —

Les mouvements de pronation, de supination, de flexion, d'extension de l'avant-bras sont conservés, mais très diminués comme
étendue ; il en est de même pour les mouvements de l'épaule.

Le bras gauche, beaucoup plus que le bras droit, est le siège de
douleurs très vives, s'irradiant dans l'épaule et à la base du thorax
du même côté.

La pression exercée par les mains de la malade sur le dynamomètre est nulle.

Sur tous les muscles atrophiés, en particulier au niveau de
l'éminence thénar, se produisent des *contractions fibrillaires* très
nettes ; par moments même, malgré la malade, les mains sont le
siège de véritables secousses, de déplacements manifestes (mouvements de translation de la main, d'extension ou de flexion des
doigts). La pression et la percussion des muscles augmentent
tous ces phénomènes.

Les *réflexes tendineux sont exagérés*, et nous avons noté d'une
façon très nette l'*exagération du réflexe massétérin*.

La contractilité faradique a complètement disparu dans tous les
muscles des membres supérieurs ; la réaction aux courants galva-
niques n'a pu être recherchée.

Les membres inférieurs ont leurs muscles normaux, et nous
n'avons jamais observé de troubles particuliers dans la marche.
Il n'existe au niveau de la face aucune apparence d'atrophie musculaire ; celle-ci ne dépasse pas la racine des deux bras.

La déglutition est parfois difficile, surtout pour les liquides, et
plusieurs fois nous avons assisté à de véritables crises de dyspnée
qu'aucune lésion cardiaque, pulmonaire ou pleurale ne peut expliquer ; nous n'avons jamais constaté d'atrophie de la langue, ou du
voile du palais.

A côté de ces phénomènes parétiques et atrophiques, nous
devons, pour être complet, signaler les lésions cutanées qu'a présentées notre malade, nous disons qu'a présentées, car depuis six
mois elles ont disparu. Disons d'abord qu'elles intéressaient des
régions symétriques : 1/3 moyen des bras, les deux seins, les deux
joues et jusque sur le front. Elles consistaient essentiellement en
des plaques jaunâtres, croûteuses, légèrement suintantes, s'enle-
vant très facilement pour se reformer avec rapidité, et laissant à
nu une surface rosée et humide ; cette éruption était accompagnée
de démangeaisons très vives.

D'après l'avis de M. le professeur Grasset, cette éruption polymorphe et à caractères peu nets peut être considérée comme étant due à des troubles trophiques de la peau et rentrer ainsi dans le cadre des trophonévroses.

OBSERVATION III.

Le nommé All..., Jean-Louis, âgé de 52 ans, entre au mois de juillet 1891 dans le service de M. le professeur Grasset (salle Barthez, nº 4).

Pas d'antécédents héréditaires dignes d'attirer l'attention ; la famille se compose de seize enfants bien portants. Le malade a commis de nombreux excès de coït et de tabac ; pas d'alcoolisme. A l'âge de 20 ans, il a eu un chancre unique sur le gland, indolent, ayant laissé une cicatrice fortement pigmentée. Marié à l'âge de 30 ans, il a eu deux enfants qui n'ont jamais été malades. Très fort et très bien musclé, sa santé a été excellente jusqu'au mois de novembre 1890.

A cette époque, le malade, dans un faux pas, faillit passer à travers une trappe pratiquée dans un plancher; il perdit l'équilibre et, pour se retenir, se cramponna fortement avec le bras gauche qui eut ainsi à supporter tout le poids du corps. Environ vingt jours après cet accident, le malade s'aperçut qu'il ne pouvait enrouler un fil autour du tuyau de sa pipe en se servant du pouce et de l'index de la main gauche; l'affaiblissement alla peu à peu en augmentant, gagna l'avant-bras du même côté, et ce n'est environ que *un mois après* que le malade reconnut de l'*amaigrissement* de la main et du bras ; ces phénomènes se développèrent progressivement, *sans douleur aucune* et, au mois de mars 1891, M. le Dr Salles (de Saint-Ambroix), qui vit alors le malade et qui nous a communiqué cette partie de l'observation, le trouvait dans l'état suivant : « J'ai constaté l'atrophie des muscles de l'éminence thénar et l'éminence hypothénar ; l'adducteur du pouce a été pris le premier, les interosseux se sont pris à leur tour ; la main est amaigrie, les doigts sont en demi-flexion, mais on ne constate pas de griffe caractéristique ; l'atrophie porte aussi sur certains muscles de l'avant-bras, mais surtout sur le biceps et le deltoïde ; l'épaule est aplatie et abaissée. La contractilité électrique est parfaitement conservée partout ainsi que la sensibilité. A ce moment (mars 1891), rien à la main et au bras droit, qui est très fortement musclé ». Le malade est revu en juillet par M. Salles, qui constate que le bras droit s'est pris à son tour; l'atrophie et la faiblesse sont plus grandes à gauche; l'état s'aggrave tous les jours, à tel point que All... ne peut plus tenir la plume. Il entre alors à l'hôpital (juillet 1891).

A cette époque, nous le trouvons dans l'état suivant :

Atrophie des membres supérieurs, surtout à gauche ; les doigts sont très légèrement fléchis. L'avant-bras est atrophié sur toutes ses faces. Les mouvements ont presque entièrement disparu, le biceps, le deltoïde, les grands pectoraux sont diminués de volume :

Périmètre de l'avant-bras, 1/3 inférieur, à gauche = 14 cent.

—   —   —   à droite = 15 —

—   —   1/3 moyen, à gauche = 19 —

—   —   —   à droite = 20 —

—   du coude   gauche = 24 —

—   —   droit = 27 —

—   du bras,   —   à gauche = 24 —

—   —   —   à droite = 28 —

—   oblique de l'épaule   gauche = 26 —

—   —   droite = 30 —

Les membres supérieurs sont flasques et pendants comme les manches vides d'un vêtement jeté sur les épaules ; les différents mouvements actifs autour du coude et de l'épaule sont des plus restreints ; il n'y a aucune rigidité des jointures dans les mouvements passifs. La pression des muscles est douloureuse et provoque des contractions fibrillaires très visibles.

Au niveau des muscles les plus atrophiés, la contractilité faradique est très affaiblie ; elle est nulle au niveau des éminences thénar et hypothénar. La réaction de dégénérescence n'a pu être recherchée.

Les réflexes tendineux sont manifestement exagérés ; le réflexe massétérin est très nettement augmenté d'intensité ; il est très facile de provoquer le phénomène du pied.

La sensibilité au toucher et à la piqûre est normale. Le malade ne présente rien du côté des membres inférieurs ; la démarche est légèrement embarrassée et un peu sautillante.

Nous n'avons jamais observé de déformation des lèvres, ni du sillon naso-labial ; le voile du palais se meut bien dans l'émission des sons ; l'articulation des mots n'est nullement gênée ; la déglutition et la respiration sont normales.

OBSERVATION IV.

Audr..., Emile, 28 ans, né à Cette, portefaix, entre dans le service de M. le professeur Grasset, le 12 octobre 1891 (salle Fouquet, n° 24).

Le père, forcené buveur, est mort à l'âge de 46 ans ; la mère, âgée de 53 ans, vit encore ; elle est paralysée du côté gauche depuis l'âge de 48 ans ; un frère âgé de 26 ans est atteint de coxalgie ; deux sœurs sont bien portantes.

Dans le jeune âge, notre homme a eu deux fluxions de poitrine ; à l'âge de 20 ans, il a eu un chancre sur le fourreau de la verge ; un médecin consulté alors institua un traitement spécifique. Bonne santé habituelle ; musculature très développée.

En septembre 1890, le malade s'aperçoit que les mouvements de la main gauche deviennent difficiles ; l'extension des doigts est même impossible ; la force musculaire est considérablement diminuée, et Audr... éprouve de très grandes difficultés à exercer son rude métier de portefaix. Peu à peu cette faiblesse musculaire gagne tout le bras gauche, s'étend même au bras droit ; jusque-là, pas la moindre trace d'atrophie.

Le malade n'a reconnu que ses bras maigrissaient qu'au mois d'août 1891, c'est-à-dire *huit mois* après le début de la maladie. L'atrophie a d'emblée insidieusement frappé tous les muscles sans avoir un point de départ plus net. Les deux phénomènes, parésie et atrophie, ont depuis lors évolué côte à côte et ont donné au malade l'aspect suivant :

Ce qui frappe au premier abord chez notre malade, c'est la disproportion qui existe entre la faiblesse musculaire et l'atrophie. La première est portée à un très haut degré ; elle est telle que, au dynamomètre, la pression de la main gauche donne 3 divisions, la main droite 6. Certains mouvements sont même absolument impossibles ; le malade, couché, les bras placés le long du corps, ne peut pas directement porter sa main gauche sur la tête ; pour arriver à

ce résultat, il est obligé d'avoir recours à un véritable stratagème ;
il porte d'abord son bras en abduction et une fois ce but atteint, au
moyen d'une véritable reptation lente de son avant-bras sur
l'oreiller, la flexion de l'avant-bras sur le bras se produit très len-
tement et la main finit par arriver jusque sur la tête ; le malade ne
peut encore étendre sa main sur l'avant-bras, les doigts étant en
extension, tandis que ce mouvement se fait péniblement si les
doigts sont fléchis. On le voit, la parésie et la faiblesse musculaire
sont des plus marquées.

L'atrophie n'a pas suivi une marche analogue, elle est même
peu prononcée ; nous sommes, pour en juger, obligé de nous en
rapporter entièrement à ce que nous dit le malade, qui, paraît-il,
avait, avant sa maladie de véritables bras de lutteur. On reconnaît
cependant après un examen plus approfondi que certaines saillies
musculaires normales sont peu accusées, sans être pour cela rem-
placées par des dépressions ou des méplats. Les dimensions des
membres supérieurs sont les suivantes :

Périmètre de l'avant-bras,		1/3 inférieur, à gauche	= 17 cent.
—	—	— à droite	= 18 —
—	—	1/3 moyen, à gauche	= 19 —
—	—	— à droite	= 21 —
—	du coude	gauche	= 23 —
—	—	droit	= 24 —
—	du bras,	— à gauche	= 23 —
—	—	— à droite	= 25 —
—	—	1/3 supérieur à gauche	= 24 —
—	—	— à droite	= 25 —
—	oblique de l'épaule	gauche	= 27 —
—	—	droite	= 28 —

L'examen électrique, qui nous a été très aimablement fourni
par M. le professeur agrégé Regimbeau, a donné les résultats suivants :

La contractilité faradique est conservée, quoique très diminuée au bras droit ; à gauche et au niveau des extenseurs, elle est
absolument nulle.

Aux courants continus : réaction de dégénérescence pour les
extenseurs et pour l'éminence thénar, à gauche ; à droite, réaction
partielle au niveau des mêmes muscles.

La pression et la percussion des muscles sont douloureuses et provoquent des mouvements fibrillaires et des secousses. Ces phénomènes se produisent du reste spontanément, ainsi que des cram-pes très nettes au niveau des membres supérieurs.

Les réflexes tendineux sont exagérés ; nous n'avons pas observé d'exagération du réflexe massétérin. La sensibilité est bien conservée dans tous les points du corps. Du côté des membres inférieurs, il n'y a rien de particulier à noter, pas plus qu'au niveau des muscles de la face. La déglutition, la respiration, la circulation, s'accomplissent d'une façon normale.

Si, en quelques lignes, nous voulions résumer maintenant ces quatre observations, nous pourrions dire : la parésie est le phénomène de début ; au bout d'un temps plus ou moins long, à la faiblesse musculaire s'ajoute l'atrophie ; l'élément spasmodique n'a jamais fait défaut.

Nos faits se ressemblent donc tous ; dans chacune de nos observations, le fond, le canevas est le même ; la forme a seule été différente et elle a varié suivant l'intensité de tel ou tel symptôme.

C'est à dessein que nous avons ainsi groupé nos faits ; nous avons ainsi voulu procéder par gradation, si l'on peut ainsi dire.

Au premier abord, en effet, les deux premières observations pourraient être considérées comme des exemples d'atrophie musculaire progressive ; nous y voyons l'élément atrophie attirer tout d'abord l'attention, sauter aux yeux, pourrions-nous dire ; et cependant à côté de cet élément s'en trouve un autre, qu'il faut chercher, celui-là : c'est l'élément parétique et spasmo-dique qui, en s'ajoutant au premier, nous pousse à modifier notre diagnostic d'atrophie.

Il n'en est pas de même pour les Obs. iii et iv ; certainement, ces deux malades présentent de l'atrophie musculaire ; mais ici cet élément n'est pas aussi visible, il passe au second plan et, ce qui nous frappe, ce qui en somme a amené ces malades à l'hôpital, c'est la diminution progressive de la force musculaire.

Si nous voulons arracher ces faits au chapitre et au domaine de l'atrophie musculaire, nous nous garderons aussi, nous tenons essentiellement à le faire remarquer, de les considérer comme des exemples, des modèles de sclérose latérale amyotrophique. C'est que, en effet, à côté du type décrit et créé par Charcot, il existe des types incomplets dont l'étude ne peut que mieux prouver l'indépendance de la sclérose latérale. La connaissance de ces faits est loin d'être courante ; elle s'impose aujourd'hui, car elle est basée sur des données précises.

Dans son dernier travail en collaboration avec Marie, Charcot disait[1] : « La sclérose latérale a franchi une nouvelle étape ; comme l'ataxie et la sclérose en plaques, d'abord méconnue dans ses formes les plus accentuées, à mesure qu'elle occupait plus solidement sa place dans la nosographie, elle a vu son domaine s'agrandir peu à peu ; les formes atténuées se sont montrées de plus en plus nettes ; aujourd'hui, l'étude des formes frustes est devenue légitime ».

C'est cette lacune que nous voulons contribuer à combler.

C'est une question d'honnêteté scientifique, de donner à la sclérose latérale amyotrophique le nom de maladie de Charcot. Dès 1865, en effet, dans une communication à la Société médicale des Hôpitaux, il établissait les principaux points de l'histoire clinique et anatomique de cette affection. Depuis, et à plusieurs reprises, en 1869, en 1871, en 1872 et en 1874, soit dans des publications, soit dans ses cours à la Faculté, le Professeur de la Salpêtrière revenait sur le même sujet, apportant des faits nouveaux, permettant de séparer de l'atrophie musculaire protopathique la sclérose latérale amyotrophique.

Nous ne pouvons citer ici les noms de tous les observateurs qui ont depuis signalé des faits démontrant l'existence réelle de

[1] Archives de Neurologie, 1885, tom. X.

la maladie de Charcot ; on les trouvera au Bulletin bibliographique. Les travaux les plus importants et qui méritent cependant une mention particulière sont : la thèse de Gombault (1874), le travail de Déjerine (1883), le mémoire de Charcot et Marie (1885) et enfin la thèse de Florand (1887).

A l'étranger, on publia aussi des observations de l'affection nouvelle. Les travaux de Kahler et Pick, de Kojewnickoff et de Roth ont apporté des faits nouveaux, soit au point de vue clinique, soit au point de vue anatomo-pathologique. Seul, un savant allemand, Leyden, s'est refusé à admettre la création de cette variété nosographique. Pour lui, tous les faits de Charcot doivent être rattachés, soit à l'atrophie musculaire, soit à la paralysie bulbaire. Nous verrons bientôt dans la discussion que l'on peut retourner la proposition et que, *sans nier l'existence propre de l'atrophie musculaire progressive*, il convient peut-être de ratta·cher au type sclérose latérale de Charcot bon nombre de cas d'atrophie musculaire considérés comme appartenant au type Aran-Duchenne.

Après ce rapide exposé historique, pénétrons dans l'analyse de nos observations, et montrons ce que chacune d'elles présente d'intéressant.

Au point de vue *étiologique* nous trouvons chez un de nos malades un traumatisme dont l'action a plus spécialement porté sur les membres supérieurs ; un second nous a avoué avoir commis des excès de toute nature ; la syphilis existe chez le troisième, et dans le casier pathologique de la quatrième de nos malades nous trouvons une variole, une dothiénentérie ayant créé une santé chétive et délicate. On le voit, ce sont là des facteurs dont la banalité ne peut être mise en doute. Chez aucun d'eux, nous n'avons trouvé d'hérédité nerveuse bien nette, sauf peut-être chez le malade de l'Obs. iv dont le père est un alcoolique et dont la mère, jeune encore, est hémiplégique. L'action de ce dernier facteur, l'hérédité nerveuse, a été signalée comme ayant une action spéciale dans le développement de la maladie qui nous occupe ; reste à savoir comment agit cette hérédité. Schultze et Pick inclinent à croire qu'il faut chercher cette cause dans un arrêt de développement ou dans une anomalie dans la distribution des faisceaux blancs de la moelle. La syphilis a été aussi incriminée. Les excès vénériens semblent ici, comme dans le tabes dorsalis, être plutôt un des premiers symptômes que l'on peut mettre sous la dépendance de l'irritation médullaire, qu'une cause véritable. En résumé, et nos observations viennent à l'appui de cette idée, l'étiologie de la sclérose latérale amyo-trophique est des plus obscures.

Une fois développée, l'organopathie spinale s'accompagne de troubles sur lesquels nous devons maintenant insister. Nous n'avons pas l'intention de retracer ici le tableau symptomatique complet de la sclérose latérale, d'autant que notre but est de montrer combien ces symptômes sont variables et dans leur en-semble ou leur réunion et surtout dans leur intensité. C'est ainsi que l'analyse clinique des observations nous montrera que, tel phénomène très accentué chez un malade, manque ou du moins doit être minutieusement recherché chez un autre. Nous allons donc, dans ce chapitre, prendre chacun des symptômes im-portants qu'ont présentés nos malades et montrer que, à côté du type Charcot se trouvent bon nombre de formes atténuées, incom-plètes ou frustes, relevant cependant de la sclérose latérale.

Pour avoir une vue d'ensemble de la maladie, nous dirons «les symptomes consistent en paralysie, contractures et atrophie des muscles ou groupes musculaires qui sont sous la dépendance des nerfs moteurs. Chacun d'eux peut se montrer plus ou moins atténué. La contracture peut manquer en apparence au moins, car elle est remplacée alors par des phénomènes de même nature. Elle fait le plus souvent absolument défaut dans le domaine du bulbe. La paralysie labio-glosso-laryngée de Duchenne paraît être une forme de la sclérose latérale amyotrophique. Elle fait toujours partie du cortège de la maladie ». Ce passage, tiré des conclusions du travail de Floraud, peut être considéré comme représentant le schéma de la sclérose latérale type. Tous ces phénomènes existent-ils dans l'histoire de nos malades ? C'est ce que nous allons examiner.

Pour mettre de l'ordre dans cette étude, nous analyserons d'abord les phénomènes parétiques, les contractures, l'atrophie, les réflexes tendineux, la marche, la contractilité électrique et enfin les phénomènes bulbaires.

Phénomènes parétiques. La parésie des membres constitue généralement le premier phénomène observé, le phénomène du début ; elle peut acquérir d'emblée une intensité variable, et aller depuis le plus léger affaiblissement jusqu'à la paralysie complète. En lisant nos observations, on voit que tous nos malades ont d'abord commencé par ressentir de la faiblesse dans les mains et les bras, en dehors de toute atrophie ; chez l'un d'eux (Obs. III) elle a rapidement acquis des proportions considérables. La durée de cette parésie isolée, constituant à elle seule tout le tableau, a beaucoup varié : un mois chez deux de nos malades, six et huit mois chez les deux autres ; dans un seul cas (Obs. II. elle s'est accompagnée de douleurs vives dans le membre intéressé. Elle s'est toujours développée d'une façon symétrique, en commençant par les membres supérieurs, les membres inférieurs restant indemnes. On a cependant noté des cas dans lesquels cette parésie affectait la forme hémiplégique. Cette parésie persiste encore chez tous nos malades ; chez l'un d'eux (Obs. IV) elle domine la scène.

Nos observations sont donc très nettes sur ce point : le phénomène du début a toujours été la parésie, la faiblesse musculaire.

Contractures. Ce phénomène qui figure en première ligne dans le prototype de la sclérose latérale amyotrophique a fait complétement défaut dans la symptomatologie qu'ont présentée nos malades. Aucun d'eux ne nous raconte des détails rappelant des phénomènes de cet ordre et nous-même n'en avons jamais constaté. Est-ce bien une raison pour rejeter notre diagnostic ? Nous ne le pensons pas. Oui, la contracture a fait défaut, si par ce mot on doit entendre, comme le veut Straus, «une contraction tonique, persistante et involontaire d'un ou de plusieurs muscles de la vie animale ». Mais depuis le travail de *Brissaud* sur les *contractures latentes des hémiplégiques*, ne nous est-il pas permis de faire rentrer celles de la sclérose latérale dans le même cadre ? En effet, dans la plupart des cas de contracture latente on trouve des raideurs, des crampes, de l'exagération des réflexes. Or, il suffit de parcourir nos observations pour se convaincre de ce fait que tous nos malades ont ressenti dès le début et ressentent encore des crampes, des raideurs passagères, soit provoquées, soit spontanées. Les contractions fibrillaires ont été aussi notées, surtout chez la malade de l'observation II qui présente, à certains moments, au niveau de ses bras de véritables secousses entraînant même des mouvements plus ou moins étendus de ses mains. La pression et la percussion des muscles suffisent à provoquer des phénomènes analogues. Chez tous nos malades, en un mot, nous avons constaté à un haut degré l'existence de l'élément spasmodique. Il faut se garder de confondre avec le phénomène contracture la rétraction tendineuse qui lui succède quelquefois ; la paralysie et l'atrophie des interosseux a produit dans l'observation II la flexion des doigts, mais il doit y avoir en plus la rétraction tendineuse qui rend difficile et douloureuse leur extension. Nous aurons à revenir plus tard sur l'exagération des réflexes qui, comme l'a établi Brissaud, constitue avec les crampes et les raideurs musculaires l'ensemble des contractures latentes.

Atrophie musculaire. La constance et l'intensité de ce phénomène en fait un des symptômes cardinaux de la maladie. Elle frappe plus ou moins rapidement les membres parésiés et elle suit une marche progressive dont la rapidité varie suivant les cas. C'est ainsi que chez un de nos malades (Obs. iv), elle est beaucoup moins marquée que dans l'Observation ii, où elle a atteint un degré très avancé. L'atrophie suit ordinairement la marche qui est assignée au type Aran-Duchenne; elle débute le plus souvent par les muscles de l'éminence thénar et semble procéder faisceau par faisceau ; le malade de l'observation i a vu l'atrophie frapper d'emblée la main sans avoir un point d'attaque plus net. Le processus atrophique gagne plus ou moins rapidement les épaules et est toujours moins prononcé aux membres inférieurs et à la face ; c'est du reste ce que nous avons observé chez tous nos sujets.

Des faits ont été rapportés, signalant la disparition ou la diminution de la contracture et la suppression ou l'affaiblissement des réflexes, dues à l'atrophie considérable. Nous rappelons, en passant, que dans l'Observation ii l'atrophie musculaire est extrême aux membres supérieurs et que cependant les réflexes tendineux sont, à ce niveau, manifestement exagérés.

Marche. Les caractères que possède la marche dans la sclérose latérale ont été bien décrits par *Gilles de la Tourette*. Ils varient avec l'intensité de la lésion et la période de la maladie. Au début, le pas devient plus petit, la marche se ralentit, les pieds se détachent difficilement du sol ; le malade marche droit, les pieds plus écartés que normalement et la fatigue se produit très vite. C'est là le type de la démarche spasmodique. Plus tard, avec les progrès de la maladie, la marche devient encore plus difficile et même impossible ; les pieds se portent en varus équin et ne reposent sur le sol que par leur extrémité. Aucun de nos malades n'a présenté cette démarche particulière; un seul, celui de l'Observation iii, avait une démarche un peu sautillante et spastique ; un autre (Obs. i) avait de la difficulté à soulever le pied droit, qui paraissait plus lourd, la jambe étant un peu raide et paresseuse,

Réflexes tendineux. Depuis les recherches de Westphall, l'his-

toire des réflexes tendineux a été profondément étudiée et éluci-
dée ; c'est que, en effet, leur connaissance est capitale dans le
diagnostic de la plupart des maladies, sinon du système nerveux
tout entier, du moins l'axe spinal. On sait que si le phénomène
du genou, qui est celui que l'on recherche le plus souvent, est
très variable, il peut au moins exister chez les personnes bien
portantes ; sa diminution, son absence, son exagération, constituent dans un grand nombre de cas une source précieuse d'éléments de diagnostic différentiel.

L'exagération des réflexes constitue un excellent signe de
l'existence de la sclérose latérale ; c'est là un fait universellement reconnu. Cette réflectivité exagérée acquiert, selon les
cas, des caractères de durée, d'intensité, d'amplitude très variables. La percussion des muscles, la pression même, suffit à la
mettre en jeu. A ce point de vue, notre malade de l'Obs. ii est
très intéressante ; nous avons déjà, à propos des contractures
latentes, rappelé que la moindre pression au niveau des muscles de l'avant-bras suffit à provoquer des contractions musculaires très marquées. Chez tous nos autres malades, nous avons
soigneusement noté l'exagération manifeste des réflexes tendineux ; nous avons déjà vu que cette exagération persiste dans
les cas où l'atrophie est très avancée. Dans une observation il
nous a été facile de provoquer la trépidation spinale, qui est un
phénomène du même ordre.

Nous devons ici signaler un point sur lequel l'attention a été
fortement attirée dans ces derniers temps : nous voulons parler
de l'exagération du réflexe massétérin. Les auteurs anglais et
américains ont beaucoup insisté sur son importance dans le diagnostic de la sclérose latérale. A la Salpêtrière, on l'a aussi beaucoup étudié. « On peut le rechercher, dit Florand, en pressant
au moyen d'une règle, d'un abaisse-langue ou d'un couteau à
papier, sur les dents de la mâchoire inférieure et principalement
au niveau des canines et des petites molaires (*Beevor* et *Watte-*

ville). La mâchoire ne doit pas être contractée, elle doit seule·
ment résister faiblement à la pression. Si on frappe la règle ainsi
placée avec le marteau à percussion, on obtient une contraction
des masséters avec soubresauts de la mâchoire inférieure. Dans
quelques cas, le phénomène est à peine perceptible même avec
le doigt introduit entre les molaires du côté opposé. D'autres
fois, au contraire, le phénomène est tellement exagéré qu'il
suffit d'appliquer un doigt sur la mâchoire ou sur le bord proé-
minent du menton et de percuter avec les doigts de l'autre main
pour obtenir la contraction massétérine.»

Ribalskine et *Beevor* considèrent cette exagération comme
constante dans les cas de sclérose latérale; mais là où on
l'observe le mieux, c'est encore dans les cas de paralysie bul·
baire. Et à ce propos nous sommes amené à faire une remarque :
nous avons minutieusement et à plusieurs reprises recherché
l'état de ce réflexe chez tous nos latéraux amyotrophiques : nous
en avons noté l'exagération dans deux cas ; dans l'un d'eux
(Obs. II), nous avons aussi observé des phénomènes bulbaires
(gêne de la déglutition et de la respiration). C'est là, pensons·
nous, plus qu'une simple coïncidence, et on peut, ce nous semble,
y voir l'existence et le résultat de lésions scléreuses situées dans
les régions élevées de l'axe spinal.

(Ajoutons, pour mémoire et seulement comme particularité
intéressante, que ce réflexe existe chez la plupart des fébricitants
et que, après Beevor, nous nous sommes demandé « si l'on ne doit
pas voir dans le claquement des dents produit par le froid, un
phénomène de même nature, dû par conséquent à une exagéra·
tion passagère de la réflectivité massétérine ». Sous l'instigation
de M. le professeur Grasset, nous avons à ce sujet fait quelques
recherches sur nos paludéens : sans trop insister sur ce point,
disons cependant que, dans une vingtaine de cas, nous avons
constaté que pendant le stade de frisson, ou période de concen-
tration, le réflexe massétérin était nettement exagéré, pour

reprendre ses allures normales pendant la période de chaleur et de sueur ; dans deux cas seulement nous avons vu l'exagération des réflexes précéder de quelques heures le début de l'accès.)

Le Dr *Lewis* qui, en 1885, a fait à la Société neurologique de Philadelphie une communication sur le réflexe du menton (chin reflex) et, d'après lequel ce réflexe est le plus élevé qu'on ait découvert jusqu'à présent, l'a trouvé très exagéré dans deux cas de paralysie spinale spastique qui étaient probablement des cas incomplets de sclérose latérale.

Contractilité électrique. — Cette recherche n'a plus la valeur qu'on lui accordait autrefois. Sous l'influence des travaux de l'École allemande, en effet, on avait établi à ce point de vue une différence très tranchée entre les atrophies d'origine centrale et les atrophies d'origine musculaire. Aujourd'hui, cette distinction n'a guère plus de portée, car Déjerine a rencontré un certain degré de réaction de dégénérescence au niveau des muscles des myopathiques. Tous nos malades ont présenté, soit de la diminution, soit la perte de la contractilité musculaire aux courants faradiques ; deux d'entre eux qui ont pu être plus complètement examinés ont présenté la réaction de dégénérescence au niveau des muscles primitivement atteints.

Troubles bulbaires. — Nos malades, n'étant en somme pas à une période très avancée de la maladie, n'ont pas présenté des troubles de cet ordre. Ce sont ordinairement, en effet, les plus tardifs, et ils succèdent habituellement à l'envahissement des membres inférieurs par la paralysie. Nous serons très bref dans cette description, car elle ne diffère en rien de celle de la paralysie labio-glosso-laryngée, dont on a une tendance à faire une forme de la sclérose latérale.

Ces phénomènes consistent essentiellement en une paralysie des muscles innervés par les nerfs venus du bulbe. La paralysie ou la contracture de la langue et des lèvres amène l'embarras

7

de la parole auquel se joignent bientôt des troubles du côté de
la déglutition, de la respiration et de l'innervation cardiaque.
On comprend facilement que la réunion de ces différents troubles précipite les événements ultimes qui paraissent être le plus
souvent ceux de la paralysie du pneumogastrique, amenant la
mort, soit par asphyxie, soit par syncope. La malade de l'Obs. ii
est la seule qui nous ait paru présenter des phénomènes se rap-
prochant de ceux dont nous parlons ; c'est aussi chez elle que
l'atrophie est le plus marquée et le réflexe massétérin exagéré.

Nous en aurons fini avec l'exposé des divers symptômes que
nous avons observés chez nos sujets, lorsque nous aurons signalé
les troubles trophiques que présente cette dernière malade.
Ceux-ci ont débuté en même temps que les phénomènes parétiques, et se produisent par poussées que rien ne peut expliquer.
Nous avons déjà dit que nous les considérons comme appartenant au groupe des trophonévroses. Quoique leur importance
dans ce tableau symptomatique soit de second ordre, nous avons
cru devoir les signaler, à cause de leur rareté.

Les détails dans lesquels nous venons d'entrer démontrent qu'à
côté de la forme commune, classique de la sclérose latérale, se
trouvent des formes atténuées ou frustes dans lesquelles le groupement et l'intensité des symptômes peuvent varier à l'infini. Ce
sont toujours les troubles du mouvement, la parésie et la faiblesse qui ont ouvert la scène dans nos observations, et ces
troubles ont toujours affecté le type paraplégique cervical. Quand
ils coexistent sur un même point avec l'atrophie musculaire, il
n'y a pas entre les symptômes cette relation intime qu'on a relevée dans la maladie d'Aran-Duchenne. Par les progrès de la
maladie, la parésie et l'atrophie, limitées d'abord aux membres
supérieurs, gagnent les membres inférieurs, et c'est généralement en dernier lieu que se montrent les phénomènes bulbaires.
On peut donc, à l'exemple de Charcot, distinguer trois phases
dans cette évolution :

La première caractérisée par la paraplégie cervicale, la deuxième par l'envahissement des membres inférieurs, la troisième marquée par l'apparition des symptômes bulbaires.

La *marche* de la maladie paraît en général plus rapide que celle des autres myélites. Trois de nos malades, frappés depuis environ un an, sont vite arrivés à un degré de paralysie très avancée. La *durée* totale de la maladie varie d'une façon générale entre trois et sept ans. La mort, nous l'avons déjà dit, est le plus souvent amenée par les symptômes bulbaires.

Cette rapidité d'évolution, qui n'est pas le caractère habituel des myélites en général, trouve son explication dans les lésions que l'on rencontre dans cette maladie. L'axe cérébro-spinal est en effet atteint dans toute sa hauteur, cerveau, bulbe, moelle, et dans chacun de ces organes, la lésion affecte à la fois la substance blanche et la substance grise. Sur ce point toutes les autopsies sont unanimes, et elles sont nombreuses.

Aussi est-ce sur elles que nous allons nous baser pour esquisser ce chapitre anatomo-pathologique ; nous tâcherons ensuite d'expliquer les différents symptômes observés pendant la vie, d'après les lésions que nous allons étudier.

ENCÉPHALE. *Circonvolutions.* Déjà en 1879, Kahler et Pick, signalant, les premiers, la sclérose siégeant au niveau du pied des pédoncules, notaient une certaine atrophie des circonvolutions motrices. Ils pensaient que la lésion qui avait atteint les autres parties du faisceau pyramidal avait aussi frappé ces circonvolutions et amené ainsi l'atrophie de la région ; mais cette lésion, ils ne l'avaient pas constatée. Dans un mémoire publié en 1883, *Kojewnihoff* trouva dans la substance blanche du cerveau de nombreux corps granuleux, indices d'une dégénérescence de la fibre nerveuse de la région qui correspondait au trajet du faisceau pyramidal (l'analyse clinique le démontrait).

Ces résultats furent confirmés par les recherches ultérieures de *Marie* (1883, Société de Biologie). Enfin dans un travail plus récent, paru en 1885 dans les *Archives de Neurologie*, *Charcot* et *Marie* ont dans deux cas analogues, fait les mêmes constatations, et de plus ils ont signalé la diminution ou la disparition totale des grandes cellules pyramidales de l'écorce. Les corps granuleux sont plus abondants dans la substance blanche ; ils sont disposés en séries linéaires disposées de l'écorce vers le centre ovale, affectant ainsi une disposition coïncidant parfaitement avec la direction des fibres du faisceau pyramidal.

Dans la *capsule interne*, les *pédoncules* et la *protubérance*, on retrouve la même lésion dégénérative, les corps granuleux sont plus ou moins abondants, mais il existent d'une façon constante.

Au niveau du *bulbe*, les lésions consistent essentiellement dans la diminution ou la disparition complète des cellules des cornes antérieures, dans la sclérose plus ou moins marquée du faisceau pyramidal, et la dégénérescence avec pigmentation des cellules qui constituent les divers noyaux des nerfs crâniens et l'atrophie des fibres qui en partent.

MOELLE. Les lésions intéressent, nous l'avons déjà dit, les deux substances, blanche et grise.

Substance blanche. Les cordons latéraux présentent surtout au niveau du faisceau pyramidal croisé une sclérose bien caractérisée (hyperplasie considérable de la névroglie, disparition d'un grand nombre de tubes nerveux). Le faisceau pyramidal direct (faisceau de Türck) peut être atteint lui aussi ; la sclérose s'étend dans tous les faisceaux constituant le cordon latéral, et même jusque dans le cordon de Goll (Marie). Les altérations semblent diminuer à mesure qu'on se rapproche de la partie inférieure de la moelle. Au milieu de ce tissu de sclérose se trouvent quelques corpuscules amyloïdes et de nombreux corps granuleux.

Substance grise. La lésion se résume ici dans la diminution ou l'atrophie complète des grandes cellules des cornes antérieures. Celles qui persistent encore sont plus petites, à protoplasma moins net ; la névroglie qui les environne est hyperplasiée ; ce sont les groupes antérieurs et antéro-externes qui sont à peu près exclusivement atteints. La lésion est toujours plus marquée dans la région cervicale que dans la région dorso-lombaire.

Les *racines antérieures* des nerfs rachidiens, d'après Charcot, sont le siège d'une atrophie simple et présentent des altérations analogues à celles qui se produisent à la suite de sections expérimentales (dégénérescence wallérienne).

Quant aux *muscles*, leur striation a le plus souvent disparu, et au milieu des fibres atrophiées se trouvent des granulations graisseuses et un grand nombre de noyaux.

Ce chapitre, on le voit, peut se résumer en quelques mots : *sclérose du faisceau pyramidal sur toute sa hauteur et atrophie des grandes cellules motrices des cornes antérieures ;* telles sont les lésions de la sclérose latérale amyotrophique.

Quelle est l'évolution de ce processus ? Peut-on avec ces lésions expliquer tous les symptômes ? Voilà deux grandes questions que nous devons maintenant tâcher d'étudier.

On admet aujourd'hui d'une façon à peu près générale que la sclérose latérale amyotrophique constitue un type de myélite parenchymateuse et systématique ; elle est parenchymateuse, car l'irritation du cylindre-axe paraît primitive, y produit l'atrophie simple ou la destruction granuleuse, et retentit ensuite sur la névroglie ; elle est systématique, car ce processus ne s'étend que rarement aux faisceaux voisins qui restent sains. D'après Vulpian, qui a bien étudié ces faits, les altérations vasculaires seraient, elles aussi, secondaires.

On a actuellement une grande tendance à penser que les altérations des cellules de la substance grise sont toujours secondaires et consécutives à la sclérose des faisceaux blancs ; la lésion du faisceau pyramidal est, en effet, toujours beaucoup plus prononcée que l'atrophie cellulaire ; de plus, les troubles que produit la première sont *toujours* antérieurs à ceux provoqués par la seconde.

A la sclérose latérale correspondent, en effet, la parésie, la faiblesse musculaire, les contractures et l'élément spasmodique en un mot. A la dégénérescence cellulaire correspond l'atrophie musculaire.

L'affaiblissement des membres tient évidemment à la lésion pyramidale ; les fibres de ce faisceau étant altérées, l'influence volontaire émanée du cerveau n'arrive que très difficilement et notablement amoindrie après son parcours.

« La contracture et les phénomènes de même ordre sont plus difficiles à expliquer », dit Florand ; et plus loin « la majorité des savants et expérimentateurs pense que la contracture est le résultat direct ou indirect d'une irritation permanente des grandes cellules des cornes antérieures. L'irritation directe est réalisée par le strychnisme expérimental. L'irritation indirecte se fait par propagation au moyen des faisceaux blancs latéraux.......
La sclérose de ce faisceau constitue pour les cellules une cause d'irritation permanente, d'où la permanence du symptôme à des degrés et suivant des modes divers, *jusqu'au jour de l'atrophie complète des cellules.* » C'est là un développement de cette idée chère à Charcot : « La cause prochaine de toute contracture permanente réside dans une irritation des grandes cellules des cornes antérieures qui représentent les centres d'innervation spinale des muscles. »

Nous ne pensons pas que cette manière de voir puisse expliquer les faits cliniques qui nous ont toujours montré qu'à la contracture répond la sclérose du faisceau pyramidal (tabes spasmodique, tabes combiné, sclérose descendante). Et cela est d'autant plus vrai que les partisans de cette théorie sont obligés d'admettre une lésion pyramidale primitive, *antérieure* tout au moins, à l'atrophie cellulaire. Voici en effet ce que dit Raymond, qui partage ces idées de Charcot: « La sclérose de ce faisceau (pyramidal) doit fatalement retentir sur les cellules des cornes antérieures et comme cette sclérose est indélébile, comme elle constitue dans l'axe médullaire une véritable cicatrice systématique, l'irritation qu'elle exerce par continuité sur les éléments moteurs implique nécessairement la permanence du symptôme qui caractérise l'activité de la cellule motrice ». Ainsi, la sclérose est la cause, la cellule motrice est le moyen ; sans sclérose pyramidale, pas d'irritation de la cellule, pas de contracture ; c'est précisément ce que nous admettons ; car si la dégénérescence cellulaire est seule capable de produire la contracture, pourquoi n'observe-t-on pas celle-ci dans l'atrophie musculaire classique où la lésion cellulaire est si indiscutable ? La physiologie pathologique du problème peut nous montrer que c'est par irritation des cellules motrices que la lésion latérale entraîne la contracture, mais il n'en reste pas moins acquis que cette lésion latérale est *la cause de* cette contracture. Voilà, ce nous semble, assez de raisons, pour nous permettre de nous ranger à l'avis de M. le professeur Grasset et de dire: « En pathologie spinale, la contracture permanente est le symptôme de la lésion des cordons latéraux ». Toutes les observations que nous publions dans ce travail (dont quelques-unes avec autopsie) viennent à l'appui de cette opinion.

Il semble qu'avec une symptomatologie aussi nette, liée à des lésions aussi précises, le diagnostic ne doive le plus souvent ne présenter aucune difficulté. Malheureusement, il n'en est pas ainsi, et le diagnostic des formes atténuées, que nous avons en vue, est souvent hérissé de difficultés.

Et d'abord est-il bien facile de différencier la sclérose latérale amyotrophique de l'*hystérie*? On sait que « cette grande simulatrice » peut revêtir le masque de toutes les organopathies spinales; les travaux récents émanés de la Salpêtrière ne laissent aucun doute à ce sujet, et *Souques* vient d'écrire des observations d'hystérie affectant les allures du tabes, de la sclérose en plaques, de la syringomyélie, du tabes spasmodique, avec une ressemblance et une constance telles que le diagnostic est parfois impossible; et comme pour compliquer encore le problème, ne connaissons-

nous pas ces associations hystéro-organiques (dont nous venons
nous-même de publier un cas sur lequel nous reviendrons du
reste tout à l'heure), c'est-à-dire ces faits où l'hystérie et la lésion
spinale intriquent, mêlent leurs symptômes, au point de rendre
très difficile la part à faire à chacune d'elles? Nous ne pouvons pas,
sans sortir de notre sujet, nous étendre sur ce point, mais nous
pensons que ce côté du diagnostic différentiel est des plus déli-
cats ; aussi ne pouvons nous souscrire à ce passage de la Thèse
de Florand, qui écrit d'une façon par trop délibérée : « Nous ne
ne pensons pas que l'on puisse se rattacher à l'idée d'une sclérose
latérale d'origine hystérique. Il suffit d'ailleurs dans tous les cas
que l'on sache qu'il faut songer à l'hystérie pour qu'il soit facile
de l'éliminer. »

Il sera en général plus facile de distinguer la sclérose latérale
amyotrophique de l'*atrophie musculaire progressive*. Il suffira,
pour éviter la confusion, de se rappeler que, dans la maladie de
Charcot, c'est la parésie qui ouvre la scène, qui précède l'atrophie
et qui tient généralement le premier rang ; dans le type Aran-
Duchenne c'est au contraire l'atrophie qui commence et qui
produit plus tard la faiblesse musculaire. Prenons un malade
atteint d'atrophie musculaire progressive, arrivée à un degré
extrême de son évolution ; faisons-lui exécuter des mouvements,
et l'on verra qu'il les exécutera en raison directe du nombre des
fibres musculaires qui ne sont pas encore atteintes par l'atrophie.
Ce malade-là est un *atrophique* non un paralytique.

Prenons au contraire un autre atrophique, beaucoup moins
atrophié que le précédent, présentant au premier abord la même
symptomatologie, ce malade-là est presque totalement privé de
l'usage de ses membres ; l'atrophie seule est impuissante à expliquer cette faiblesse musculaire ; il y a plus chez lui que de
l'atrophie, il y a de la paralysie ; examinons ses réflexes, nous
les trouverons exagérés ; nous constaterons en outre l'existence
de contractures, de troubles spasmodiques ; ce malade-là est un

paralytique atrophique. *Il faut toujours, en présence d'un atro-phique, rechercher « ce caractère spasmodique, car c'est là la clef du diagnostic »* (Charcot). Nous sommes convaincu que, lorsque l'attention sera bien attirée de ce côté, le type Aran-Duchenne deviendra de plus en plus rare, au profit de la sclérose latérale amyotrophique. L'étude approfondie de nos malades a été une précieuse source où nous avons puisé cette conviction.

Beaucoup plus délicat et difficile est le diagnostic avec la *sclérose en plaques disséminées*. Celle ci peut en effet simuler un grand nombre d'affections spinales, en raison du siège qu'occupent les plaques de sclérose. Le tremblement de la sclérose multiloculaire pourra être confondu avec un mouvement spasmodique de la sclérose latérale ; il n'est pas jusqu'aux troubles de la parole qui ne puissent se retrouver dans la sclérose amyotrophique. Nous avons cependant à notre disposition un argument de très haute valeur : nous voulons parler des résultats de l'examen ophtalmoscopique. On sait en effet que la sclérose en plaques s'accompagne de lésions papillaires très nettes consistant en une atrophie optique qui n'existe pas dans la sclérose latérale. On devra toutefois se rappeler que, dans quelques cas, ce diagnostic est d'une délicatesse extrême et qu'il faudra quelquefois attendre la marche des événements pour juger la question en dernier ressort.

Nous avons déjà signalé les principales données sur lesquelles doit reposer le diagnostic différentiel avec le *tabes spasmodique;* dans ce dernier cas, on n'observe ni atrophie, ni phénomènes bulbaires, et la maladie débute le plus souvent par les membres inférieurs.

Nous ne dirons pas grand'chose du traitement; la thérapeutique est en effet impuissante à arrêter la marche du mal, et l'on est le plus souvent réduit à faire la médecine des symptômes.

3° Sclérose latérale associée à la sclérose de systèmes médullaires divers. — Sclérose en plaques.

Au lit n° 13 de la salle Bichat est couchée la nommée B.., Valérie, âgée de 23 ans, née dans le département du Gard, exerçant la profession de couturière et entrée à l'hôpital Saint-Éloi le 23 avril 1891 (service de M. le professeur Grasset).

Rien de particulier à signaler dans les antécédents héréditaires : l'hérédité morbide est nulle.

La malade n'a jamais eu de maladies antérieures. La menstruation s'est établie à l'âge de 12 ans ; elle a toujours été régulière et non douloureuse.

Au mois de février 1889, à la suite d'une très vive émotion, la malade présente des troubles oculaires vagues, parmi lesquels dominait la diplopie. Ce dernier phénomène ne persiste pas, mais se reproduit cependant de temps en temps sans cause appréciable.

En novembre de la même année, la malade se marie ; le jour de ses noces, en présence de l'officier de l'état civil, elle éprouve des difficultés énormes pour apposer sa signature au bas de l'acte de mariage ; la main droite était en effet le siège de tremblements assez marqués et dus certainement à autre chose qu'à l'émotion. Depuis ce jour, les fonctions du bras droit sont légèrement compromises ; cependant les tremblements, qui se produisent surtout pendant les mouvements volontaires, ne sont pas assez grands pour empêcher la malade de manier assez adroitement son aiguille à coudre.

En février 1890, B.... contracte l'influenza, et constate en même temps un début de grossesse. Dès cette époque, elle est souvent en proie à des vertiges ; parallèlement, les tremblements s'accentuent et prennent une intensité qui préoccupe la malade à un haut degré. Au mois d'octobre de la même année, B.... accouche heureusement : les suites de couches sont normales. Mais peu à peu les vertiges deviennent plus fréquents et plus intenses, les tremblements plus étendus. Limités d'abord au bras droit, ils gagnent peu à peu le côté opposé, la tête et les jambes. Dès cette époque, la malade, qui est très intelligente, remarque qu'au repos les mains et la tête ne sont animées d'aucun tremblement ; mais ceux-ci apparaissent sitôt qu'elle veut exécuter le moindre mouvement.

Dans les derniers mois de l'année 1890, les phénomènes s'aggra-vent ; les tremblements occupant les quatre membres rendent la marche difficile et tout travail manuel impossible ; les vertiges se reproduisent à la moindre occasion ; la diplopie apparaît de temps en temps et la vision nette est impossible à cause des mouvements incessants et involontaires dont sont animés les globes oculaires.

Enfin, en janvier 1891, à ce tableau déjà si sombre s'ajoutent des troubles de la parole : l'articulation des mots devient difficile et embarrassée. A partir de ce moment, la marche et le travail de-venant tout à fait impossibles, la malade, après avoir consulté un grand nombre de médecins, rentre dans nos salles le 23 avril.

Examen du 25 avril. L'état général de notre malade est bon ; l'intelligence et la mémoire sont conservées ; les fonctions diges-tives s'accomplissent d'une façon normale ; la menstruation est régulière.

Ce qui frappe tout d'abord dans la physionomie de B... au repos, c'est un nystagmus des plus marqués ; vient-on à la faire parler, l'attention est de suite attirée sur la parole, qui est lente, saccadée, scandée en même temps que les lèvres sont tremblotantes.

Si on prie la malade de faire un mouvement, de porter un verre à sa bouche par exemple, on voit aussitôt le bras tout entier, im-mobile à l'état de repos, agité de secousses rythmiques, de trem-blements, dont l'étendue augmente à mesure que le but à atteindre est plus proche et que l'acte est plus fréquemment répété.

En examinant les mouvements des autres membres, on reconnaît facilement qu'ils possèdent les mêmes caractères que le bras droit; ces oscillations ne se produisent en effet que pendant et à l'occa-sion des mouvements volontaires.

La marche est rendue impossible à cause des tremblements qui occupent les jambes et aussi à cause des vertiges qui empê-chent absolument notre malade de se diriger dans sa marche.

Les réflexes rotuliens sont exagérés ; et il est facile de provoquer au niveau du pied la trépidation épileptoïde. La force musculaire est très diminuée.

Les divers modes de sensibilité sont conservés dans tous les points du corps, sauf dans la jambe droite où il y a une légère hypoesthésie ; l'ouïe, l'odorat, le goût, sont normaux.

S'appuyant sur toutes ces données, M. le professeur Grasset porte le diagnostic de *sclérose en plaques*; il prescrit alors la solanine; ce médicament, administré pendant une vingtaine de jours, à la dose maximum de 0ᵍʳ,30 par jour a eu sur les vertiges, le tremblement et la trépidation épileptoïde une action des plus favorables.

Ce résultat a été obtenu, chez la même malade, à plusieurs reprises [1].

C'est ici la fin de la première partie de cette observation qui paraît être le type classique, idéal de la sclérose en plaques.

Mais ici aussi commence une nouvelle phase de notre histoire clinique, phase caractérisée par l'adjonction d'un élément nouveau.

Brusquement, en effet, le 31 mai à 6 heures du soir, après une émotion vive, notre malade est prise d'une violente crise d'hystérie, avec mouvements cloniques, anesthésie généralisée, contractures surtout marquées au niveau des masséters, et qui persistent encore une heure après la crise, alors que la malade a repris ses sens.

Le lendemain, 1ᵉʳ juin, au moment même de la visite, sous les yeux de M. le professeur Grasset, *spontanément*, nouvelle attaque. On constate alors la présence de plusieurs points spasmogènes : sous le sein droit et dans les deux régions ovariennes. Comme après la première crise, nous observons la persistance des contractures pendant deux heures au niveau des muscles du cou et de la nuque.

Malgré le bien-fondé du diagnostic déjà porté, devant cet incident caractérisé par des manifestations hystériques aussi nettes, M. Grasset admet qu'il y a lieu de discuter la nature hystérique des tremblements ; il essaye alors l'hypnotisme, au cours duquel il sera peut-être possible de suggérer la disparition complète de tous les accidents ; les tentatives faites à plusieurs reprises restent toujours sans résultat.

[1] Ce point, concernant l'efficacité de la solanine dans ce cas, va être incessamment publié sous la direction de M. le professeur agrégé Sarda.

Depuis cette époque, il n'y a guère de changements à signaler dans l'état de notre malade ; les vertiges, les tremblements, la faiblesse musculaire, persistent encore plus fréquents et plus étendus. La malade est dans l'impossibilité de marcher, d'écrire, de porter les aliments à la bouche. De plus, les crises se produisent assez fréquemment, toujours avec les mêmes caractères.

Actuellement (et ce paragraphe sera le résumé de cette histoire déjà longue), B..., présente :

1° *Les symptômes suivants relevant de la sclérose en plaques* : exagération des réflexes, trépidation épileptoïde, faiblesse musculaire, tremblements énormes pendant les mouvements volontaires, nuls au repos ; vertiges, démarche titubante au point de rendre la marche impossible, troubles de la parole qui est nettement lente et saccadée. Du côté des yeux : nystagmus très accentué, regard vague, diplopie binoculaire, conservation des réflexes pupillaires, décoloration atrophique de la papille qui est d'un blanc bleuâtre, rétrécissement irrégulier et concentrique du champ visuel.

2° *Les symptômes suivants tenant de l'hystérie.* Ovarie double et point spasmogène sous le sein gauche ; hyperesthésie du membre inférieur droit. Crises fréquentes, influencées par la compression des zones hystérogènes et souvent accompagnées de contractures persistantes des masséters, des muscles de la nuque et du cou.

En présence de cet état complexe, le diagnostic porté fut le suivant : *hystérie développée chez une femme atteinte de sclérose en plaques, et fort probablement même à la faveur de celle-ci.*

On le voit, le diagnostic est bien net ; nous devons ajouter qu'il n'en a pas toujours été ainsi ; il était en effet assez difficile de débrouiller tous les signes les uns d'avec les autres. Une analyse délicate et minutieuse pouvait seule nous permettre de faire la part de chacun des symptômes.

C'est cette analyse que nous allons faire maintenant.

Et d'abord notre malade est-elle hystérique ? Nous n'hésitons pas à répondre affirmativement ; oui, elle est hystérique parce qu'elle présente de la névrose les symptômes propres, précis, scientifiques, les stigmates en un mot, c'est-à-dire comme l'a écrit M. le professeur Grasset, « ces signes dont la permanence et l'imitation difficile contrastent avec la manifestation fugace et simulable des phénomènes hystériques proprement dits ».

En tête de ces symptômes cardinaux nous trouvons d'abord des attaques spontanées, bien nettes, possédant tous les caractères des crises hystériques, s'accompagnant souvent de véritables contractures dans différents groupes de muscles ; nous avons ensuite l'existence de zones hystérogènes et hystérofrénatrices bien limitées, toujours les mêmes, et enfin des troubles de la sensibilité, de l'anesthésie pharyngée et de l'hypoesthésie de la jambe droite.

L'on pourra peut-être nous objecter et nous demander pourquoi il n'a pas été possible d'hypnotiser notre malade. Cette question laisserait supposer que tous les hystériques sont hypnotisables ; or il est aujourd'hui universellement admis qu'il y a des hystériques non hypnotisables, de même qu'il y a des sujets hypnotisables qui ne sont pas hystériques.

C'est à dessein que nous écourtons la démonstration de cette partie du diagnostic sur laquelle nous pensons qu'il est inutile d'insister davantage.

Et nous passons à la seconde partie : *notre malade est-elle atteinte de sclérose en plaques ?* Nous le croyons.

Pour le démontrer, nous allons passer en revue les différents symptômes que nous avons observés.

Et d'abord les troubles de la parole. — Ceux-ci sont des plus nets chez B... La parole est lente, saccadée, scandée, monotone ; elle diffère essentiellement de la parole de l'hystérique, qui peut devenir muette, aphone (nous avons, cette année même, observé plusieurs cas d'aphasie hystérique), mais qui peut aussi présenter une sorte de bégayement ne ressemblant en rien aux troubles de la sclérose multiloculaire ; notre malade ne bégaye pas, elle articule très bien ses mots, elle les articule trop bien même. A côté de ces caractères, nous voyons que ces troubles sont fixes, au lieu d'être fugaces, passagers comme dans l'hystérie. On pourrait peut-être confondre ces troubles du côté de l'articulation des mots avec ceux que l'on observe dans la paralysie générale ; mais, dans ce dernier cas, on remarquera que le malade bredouille, s'embarrasse en prononçant les mots ; cela n'arrive pas dans la sclérose en plaques.

Nous n'insisterons pas outre mesure sur les caractères du *facies* et de l'*état mental* ; ce sont là des nuances qui peuvent échapper à l'observation ; leur valeur n'est pas faite pour entraîner la conviction.

Les *vertiges* que présente notre malade doivent être étudiés avec plus de soin.

Tantôt il s'agit de céphalalgie, de bourdonnements d'oreille, de battements dans les tempes, de brouillard devant les yeux, de sensation de boule à la gorge ; dans ce cas, nous avons affaire certainement à une aura et, en réalité, ces vertiges sont des attaques d'hystérie avortées. Disons cependant qu'ils sont beaucoup moins fréquents que de véritables vertiges consistant essentiellement en une sensation angoissante pour la malade, qui voit brusquement les objets tourner rapidement autour d'elle, qui voit s'agiter à ses côtés les choses qu'elle sait très bien être immobiles, car dans ces cas elle n'est jamais privée de connaissance et se rend très bien compte de son état.

S'il y a donc une aura hystérique, il y a aussi des vertiges bien nets.

Les *tremblements* doivent maintenant nous occuper.

Pendant fort longtemps, ils constituaient, quand ils possédaient les caractères que nous avons décrits, une des meilleures preuves de l'existence de plaques de sclérose au niveau de la moelle et on avait l'habitude de dire : les tremblements qui ne se développent qu'à l'occasion des mouvements volontaires relèvent de la sclérose en plaques, et on les opposait ainsi aux tremblements de la paralysie agitante. Aujourd'hui, ce caractère ne suffit plus. En effet, le Dr *Rendu*, dans une communication du 12 avril 1889 à la Société médicale des Hôpitaux, montra que la névrose hystérique se caractérisait quelquefois par des tremblements rappelant d'une manière frappante tantôt le type de la paralysie agitante, tantôt celui de la sclérose en plaques. Cinq mois après, le professeur *Pitres* reprenait la question et distinguait trois espèces de tremblements : la variété trépidatoire, la variété vibratoire et le tremblement intentionnel ; ce dernier ne se produisant qu'à l'occasion des mouvements volontaires. Enfin, le Dr *Dutil*, dans une étude toute récente, a adopté les mêmes idées et, à peu de chose près, la même classification. Le caractère *intentionnel* est donc insuffisant pour nous aider à mettre une étiquette sur ce tremblement ; cherchons ailleurs.

Charcot a beaucoup insisté sur l'importance du nombre des oscillations dans le diagnostic différentiel des tremblements ; il en distingue trois espèces principales : 1° les tremblements à oscillations lentes (4 à 5 par secondes : paralysie agitante, tremblement sénile) ; 2° les tremblements à oscillations de rapidité moyenne (3 1/2 à 6 par seconde : hystérie) ; 3° et enfin les tremblements à oscillations rapides (8 à 9 par seconde : paralysie générale, alcoolisme, maladie de Basedow). Le nombre des oscillations, consigné sur des appareils enregistreurs, est certainement très important à connaître ; nous n'avons pu, malgré tout le désir que nous en avions, installer, pour enregistrer les tremblements de notre malade, un appareil convenable ; ceux-ci sont, en effet, trop marqués et trop étendus. Nous ne pouvons donc nous baser sur la méthode de Charcot pour classer nos tremblements. ·

Dans l'hystérie et dans la sclérose en plaques, avons-nous dit, les tremblements ont quelquefois les mêmes caractères. Cependant le mouvement volontaire leur donne, dans chacun de ces cas, une physionomie particulière ; dans le cas de sclérose en plaques, sous l'influence d'un mouvement intentionnel, les oscillations deviennent de plus en plus rapides et de plus en plus étendues ; dans les cas d'hystérie, le mouvement volontaire augmente leur amplitude, mais n'accélère pas leur rythme ; autrement dit, les oscillations sont plus étendües, sans être plus fréquentes. Charcot a, en outre, démontré que le tremblement hystérique pouvait être provoqué, arrêté ou exagéré par la compression des zones hystérogènes. Nous n'avons jamais observé rien de semblable dans notre cas. Nous pensons donc que le tremblement dont nous parlons relève bien de la sclérose en plaques.

Nous voulons signaler ici (ce point est des plus importants pour notre thèse) la *facile production de la trépidation épileptoïde* et l'*exagération des réflexes.*

Le phénomène du pied est très marqué chez notre malade ; il suffit de relever assez brusquement la plante du pied pour voir se produire une série d'oscillations, une trépidation des plus nettes. Dans le même ordre d'idées, les *réflexes rotuliens* sont exagérés à un extrême degré ; nous n'avons pas pu constater l'existence du réflexe massétérin.

Jusqu'à présent nous avons mentionné des symptômes dont l'importance diagnostique est certainement très grande, mais pouvant prêter à discussion. Nous en arrivons maintenant à un argument décisif, fait pour entraîner la conviction : nous voulons parler des *symptômes oculaires.*

Depuis de longues années déjà, le professeur Charcot a appelé l'attention sur les troubles et les lésions oculaires que l'on rencontre dans certaines affections nerveuses. A plusieurs reprises, dans ses *Leçons du Mardi*, il a fort nettement établi « l'importance de l'examen ophtalmoscopique méthodiquement conduit dans l'élucidation des problèmes diagnostiques souvent fort complexes et difficiles à débrouiller ». Reprenons séparément les phénomènes oculaires que nous avons observés.

Et d'abord la *diplopie.* Dans l'évolution de la maladie, ce

8

phénomène a été un des premiers en date, et dès les premiers jours il s'est présenté avec les caractères qu'il a encore aujour- d'hui. Cette diplopie est binoculaire : le même objet vu double lorsque le malade le regarde avec les deux yeux, est vu simple unique s'il ne le regarde que d'un seul œil. Ce point est très im- portant, car depuis le mémoire de *Parinaud* (*Annales d'Oculisti- que*, 1878) l'on sait que c'est la diplopie monoculaire associée à la micropsie ou à la macropsie que l'on observe dans l'hystérie, et nous en avons personnellement observé un très bel exemple cette année même dans le service de notre Maître. Notre malade pré- sente donc la diplopie de la sclérose en plaques, car il n'y a que le tabes et la sclérose multiloculaire qui donnent à la diplopie ce caractère d'être binoculaire ; or notre malade n'a jamais présenté le moindre symptôme tabétique.

Avec la diplopie, nous devons signaler le *nystagmus*, qui est un des meilleurs symptômes de la sclérose en plaques, et enfin le *rétrécissement du champ visuel*.

Celui-ci existe dans l'hystérie, mais dans ce cas il est *réguliè- rement concentrique*, tandis que le dessin que nous avons obtenu en faisant l'examen campimétrique chez B..., nous le fait voir *très irrégulièrement concentrique;* or il n'y a guère que la sclérose en plaques qui possède un rétrécissement visuel ayant ce ca- ractère.

A ce groupe d'arguments, nous devons maintenant en ajouter un, dont la valeur est sans réplique : c'est la *lésion de la papille optique*.

Avec le précieux concours de notre collègue et ami Magnol, nous avons pu constater des altérations papillaires très nettes ; dans les deux yeux, la papille ne possède pas l'aspect rosé nor- mal, *elle est d'un blanc mat*, avec des bords assez nettement délimités ; nous trouvons là, en un mot, une névrite optique et une atrophie blanche consécutive.

Si, pour nous résumer, nous réunissons les raisons que nous

venons de développer, depuis les troubles de la parole jusqu'aux lésions oculaires, lésions organiques parfaitement constituées et que personne ne peut mettre en doute, il nous semble que nous avons pour nous et pour notre thèse un groupe, un faisceau de preuves qui nous permettent bien de dire : Oui, notre malade est atteinte de sclérose en plaques.

Nous avons déjà dit qu'elle était hystérique ; nous arrivons donc à notre point de départ, à notre diagnostic *de sclérose en plaques et d'hystérie associées.*

C'est là un nouvel exemple d'association hystéro-oganique ; c'est là un fait rentrant dans ce groupe sur lequel l'École de la Salpêtrière a, depuis quelques années, tant attiré l'attention.

Nous ne pouvons, sans sortir de notre sujet, nous livrer à une étude plus détaillée et plus circonstanciée de ce genre de faits.

Ne retenons que ceci dans ce diagnostic (que nous étions cependant bien obligé de discuter) : *notre malade est atteinte de sclérose en plaques.* Dans un autre travail [1], nous affirmions ce diagnostic et, durant la vie de B..., nous terminions par ces conclusions : « Seule, l'évolution ultérieure de la maladie sera capable de nous démontrer que tous les phénomènes que présente notre malade relèvent uniquement de l'hystérie ; nous ne le croyons pas, et leur disparition brusque, complète et définitive serait pour notre diagnostic le plus formel démenti.

» Au risque d'être traité de présomptueux et de téméraire, nous tenons à dire que nous ne le craignons pas. »

Nous ne pensions pas que les événements vinssent sitôt trancher la question.

B... était en effet toujours dans le même état, la lésion faisait des progrès lents, mais sans bruit, lorsque tout à coup, le 17 janvier, la malade est prise d'un malaise général, de dyspnée et de fièvre.

---

[1] *Un cas d'association hystéro-organique* (sclérose en plaques et hystérie), mémoire présenté au concours entre internes, décembre 1891.

Le 18 au matin, M. le professeur Grasset pense d'abord à un début de grippe; mais il reconnaît bientôt que les accidents auxquels nous assistons étaient d'une autre gravité. Nous observions en effet une tachycardie très marquée (150 P. à la minute), une dyspnée intense, une cyanose très accentuée ; l'embarras de la parole avait grandi dans d'énormes proportions et au milieu de tout cela une conservation relative de l'intelligence; ce n'était donc pas de l'ictus cérébral; nous nous trouvions en présence de *phénomènes bulbaires* manifestes.

Malgré une révulsion énergique et des excitants administrés *larga manu*, la situation alla peu à peu en empirant et le 19 janvier la malade succombait au milieu de ce tableau symptomatique que dominaient les troubles circulatoires et les troubles respiratoires.

L'autopsie, qui n'a malheureusement pu porter que sur la moelle et le bulbe, a donné les résultats suivants[1] :

Sur la moitié gauche de la *protubérance* se trouve une plaque de sclérose d'une couleur gris sombre.

Le *plancher du 4e ventricule* (V. fig.17, Pl. II) présente une surface mamelonnée, de consistance très dure. Ces mamelons sont gris rosés et demi-transparents. Ils sont séparés par des dépressions plus ou moins profondes. Au niveau de l'*eminentia teres* se trouve une véritable saillie très dure. Le sillon médian est plus profond qu'à l'état normal. D'une façon générale, les diverses parties qui constituent le plancher du 4e ventricule sont plus nettes, plus accusées que normalement.

Les *olives* paraissent plus longues, plus larges ; leurs limites en sont très nettement marquées ; elles se détachent beaucoup mieux qu'à l'état normal des parties environnantes.

En résumé, la région bulbo-protubérantielle présente d'une façon manifeste une sclérose compacte avec quelques points plus nets de sclérose plus limitée.

Moelle. Rien de particulier à noter sur sa surface extérieure ; sa consistance est, d'une façon générale, très nettement augmentée.

---

[1] M. le professeur Kiener a présidé à l'autopsie et a bien voulu examiner macroscopiquement les coupes dont nous donnons plus loin les dessins ; l'examen microscopique sera ultérieurement publié.

Elle a été divisée en fragments d'environ un centimètre et demi de longueur.

A la coupe, macroscopiquement ou à l'aide de la loupe, il est très facile de voir les îlots de sclérose que représente le dessin ci-joint (V. fig. 1 à 16, Pl. II). Ces plaques ont une couleur gris sombre, plus ou moins accusée. Au niveau des deux renflements lombaire et cervical, ces plaques sont très étendues et la couleur en est très sombre. En d'autres points où la sclérose est moins abondante, ces plaques ont une coloration gris cendré.

De l'examen macroscopique extemporané de ces différentes coupes de moelle, il résulte que les îlots de sclérose sont très abondants, qu'ils affectent les systèmes les plus divers ; la lésion scléreuse, en un mot, est des plus capricieuses. Il est toutefois facile de constater que les points où ces plaques sont le plus abondantes correspondent aux renflements lombaire et cervical.

L'examen histologique de ces coupes est nécessairement de la dernière utilité, il s'impose ; mais les lésions macroscopiques se sont montrées avec une netteté telle que déjà on peut, sans crainte aucune de se tromper, affirmer que les résultats de l'autopsie ont pleinement confirmé le diagnostic clinique. Nous avons dans nos mains la preuve anatomique venant corroborer les arguments tirés de l'analyse clinique : la confirmation ne peut être plus éclatante.

Ne faisant pas l'étude proprement dite de la sclérose en plaques, nous ne pouvons, sans dépasser les limites que nous nous sommes tracées, aborder la physiologie pathologique de la question et essayer d'expliquer tel phénomène par telle ou telle lésion. Mais cependant il est un point sur lequel nous devons insister ; il est très important, du moins dans notre travail, et il suffit à légitimer les développements que nous venons de donner ; nous voulons en un mot relever le rôle qu'a pu jouer dans la symptomatologie la sclérose des cordons latéraux ou plutôt du faisceau pyramidal croisé.

Si l'on jette un regard d'ensemble sur la série de nos coupes, on voit que, dans toutes, le faisceau pyramidal est intéressé ; dans certaines même (nous en comptons jusqu'à six) il constitue le seul système envahi par la sclérose. On comprend dès lors certains phénomènes qu'a présentés notre malade. Ici, en effet, comme dans les observations précédentes, la faiblesse musculaire, la parésie associée à l'élément spasmodique (exagération des réflexes — trépidation épileptoïde — tremblements), ont suivi la sclérose du cordon latéral.

TRAITEMENT DES MYÉLITES CHRONIQUES

On a pu remarquer que, dans nos observations, nous avons complètement négligé de parler du traitement institué. C'est à dessein que nous avons renvoyé ce côté thérapeutique, pour en faire une étude d'ensemble et éviter ainsi des redites. On peut dire, en effet, qu'il n'y a pas un traitement spécial pour chaque myélite, mais qu'il y a un traitement des myélites chroniques.

En clinique (nous croyons que nos faits viennent à l'appui de cette loi), ce qui différencie les maladies de la moelle, c'est le siège de la lésion ; en thérapeutique, il n'en est plus de même ; on peut dire ici que la connaissance du siège est relativement indifférente ou plutôt secondaire. Ce qu'il est beaucoup plus important de connaître, ce sont les caractères généraux de la maladie ; c'est, en un mot, la *nosologie* qui guide la thérapeutique des maladies de la moelle. Qu'on nous permette de citer un exemple : prenons un syphilitique ; il a tout aussi bien le droit de faire de la sclérose au niveau de ses cordons postérieurs qu'au niveau de ses cordons latéraux ; évidemment, le tableau symptomatique ne sera plus le même dans les deux cas ; mais la thérapeutique ne devra guère changer, et l'idée directrice du traitement à instituer résidera, devra résider dans cette notion de maladie générale qui est ici à la base de la maladie.

On le voit, une maladie de la moelle n'est pas une espèce nosologique distincte, à part; elle est constituée par un syndrome clinique et elle n'est autre chose qu'une manifestation, qu'une localisation médullaire d'une maladie générale.

Pour bien saisir et poser les indications, on devra s'adresser à trois éléments principaux. On devra tenir compte 1° de la maladie générale (*élément nosologique*); 2° de la lésion que détermine la maladie générale en se localisant sur la moelle (*élément anatomique*); cette lésion en effet peut être aiguë. chronique, diffuse...; 3° du siège qu'affecte la lésion et des troubles fonctionnels qu'elle y produit (*élément physiologique*). C'est seulement en se livrant à cette analyse attentive qu'on échappera au scepticisme et au découragement dans la thérapeutique des maladies de la moelle.

Étudions séparément chacun de ces éléments et voyons les indications thérapeutiques qu'il entraîne.

1° *Élément nosologique*: il est toujours diathésique: syphilis, tuberculose, arthritisme.

a. *Syphilis.* — Dans ce cas, le traitement antisyphilitique donne d'excellents résultats, moins brillants et moins complets cependant que dans la syphilis cérébrale; cela peut dépendre de causes inconnues, mais peut-être est-ce parce que les médullaires viennent réclamer des soins à une période plus avancée que les cérébraux. Ce traitement doit être rapide, énergique et *mixte*, c'est à-dire qu'il ne faut pas seulement donner de l'iodure mais encore du mercure. On prescrira d'abord des *frictions mercurielles* faites *larga manu* et que l'on continuera pendant huit à dix jours; on remplacera alors cette médication par l'*iodure de sodium* (de 1 à 8 gram par jour) et le protoiodure de mercure ($0^{gr},05$) que l'on donnera pendant un mois; on alternera ainsi ces deux moyens pendant six à huit mois; nous

croyons à peu près inutile d'ajouter qu'on devra prescrire les
toniques, un régime reconstituant et qu'on devra surveiller
attentivement l'action et l'élimination de ces médicaments. Plus
tard on pourra retirer des bienfaits d'un traitement sulfureux
(Luchon) ou d'un traitement sulfureux et salin (Uriage). Si enfin
on a épuisé l'action de l'iodure, on peut donner les *sels d'or*
pour combattre les accidents plus tardifs.

b. *Arthritisme*. Nous réunissons sous cette dénomination l'arthritisme vrai, la *diathèse* et l'arthritisme *acquis,* qui n'est au
fond que la diathèse scléreuse. Ici on devra surtout avoir recours
à l'*iodure de sodium*; mais il n'est nullement besoin ni de l'associer
au mercure, ni de le donner à haute dose ; on devra se contenter
de donner de 1 à 2 gram. par jour. Pour rompre l'assuétude à
ce médicament, on pourra le suspendre, pour le remplacer par
le carbonate, le benzoate ou le *salicylate de lithine* ; on alternera
ainsi l'usage de ces deux agents pendant de longs mois. C'est là
la base d'une médication efficace, mais qui n'est pas spécifique
et qui n'est par conséquent pas aussi héroïque que le traitement
antisyphilitique.

On a aussi préconisé la *médication révulsive* et on a cherché
ainsi à localiser sur une jambe, sur les articulations inférieures,
le mouvement fluxionnaire qui a de la tendance à se porter sur
l'axe spinal : dans cet ordre d'idées, les moxas, les cautères, les
vésicatoires, autrefois fort en honneur, ont une utilité fort con-
testable, sans compter que souvent tous ces moyens occasion-
nent de vives douleurs et entretiennent de longues suppurations.

2° *Élément anatomique.* Cet élément se rapporte à la lésion
médullaire et à ses caractères (aiguë, chronique, diffuse...). En
tête des moyens à employer ici figure la *dérivation* qui consiste
essentiellement en des *pointes de feu* le long de la colonne vertébrale, et qui doivent être répétées et nombreuses; les *vésicatoires* donnent généralement peu de résultats. Dans le même ordre
d'idées on pourra essayer les préparations d'*ergot de seigle* qui,

en produisant la contraction des vaisseaux de la moelle, sont indiquées dans l'hyperémie, la congestion, la myélite récente. Ce médicament est très actif et l'emploi doit en être surveillé. *Charcot* le prescrit pendant une à deux semaines ; la dose minima étant de 0, 10 centigr. de poudre d'ergot de seigle et la dose maxima ne dépassant pas 0, 50 centigr. On pourra alterner encore cette médication avec l'*iodure de sodium*, qui agit ici comme fondant et résolutif.

L'*électricité à courant continu* peut rendre aussi des services ; nous tenons cependant à dire que ce moyen mérite d'attirer toute l'attention et toute la surveillance du médecin. Mal appliquée, l'électricité peut amener les résultats les plus désastreux. Tout le monde connaît l'histoire rapportée par Duchenne de ce médecin, qui, frappé d'hémiplégie avec légère contracture, crut utile de se faradiser les muscles. Il put heureusement renverser du pied la pile qui faisait marcher l'appareil d'induction, mais quelques secondes avaient suffi pour amener des contractures très douloureuses et comme tétaniques qui durèrent plusieurs semaines. On devra donc au début de toute myélite s'abstenir de tous procédés excitants et surtout ne pas songer à l'électricité ; ce n'est que plus tard, une fois la lésion bien constituée, que l'électricité peut rendre quelques services.

On ne devra pas négliger l'*hydrothérapie* sous forme de douche enveloppante, en jet brisé.

3° L'*élément physiologique* a trait aux troubles fonctionnels provoqués par la lésion médullaire ; ceux-ci consistent essentiellement en *phénomènes douloureux* et d'*excitation motrice*.

Tous les nervins, la valériane, le castoréum, le musc, l'opium l'antipyrine, l'acétanilide, etc..., trouvent ici leurs indications ; il serait injuste d'oublier dans cette énumération les bains généraux qui en provoquant une action réflexe sur le système nerveux se montrent souvent efficaces.

Ils sont aussi utiles dans le traitement de l'*excitation motrice*

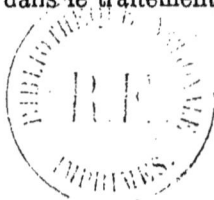

et des contractures en particulier. Mais dans ce dernier cas l'on aura surtout recours au *bromure de potassium* et *à la faradisation*. «En appliquant, dit Leyden, le courant sur les muscles antagonistes des muscles contracturés, on amène fréquemment une contraction des premiers qui fait cesser la contracture des seconds. Les résultats de la faradisation sont surtout très bons dans les contractures dues à la paralysie atrophique de certains groupes musculaires. »

Il est enfin un dernier moyen qu'on aurait tort de ne pas employer, nous voulons parler des *eaux minérales*. Nous avons à notre disposition et très près de nous des stations thermales qui ont, dans l'espèce, une très grande valeur : Lamalou et Balaruc. Tout le monde connaît les formules par trop schématiques résumant les indications de ces sources : Lamalou convient aux médullaires, Balaruc étant pour les cérébraux. Ce schéma est vrai généralement ; mais, pris au pied de la lettre, il est exagéré. Les indications et les contre-indications de l'emploi de chacune de ces eaux ne peuvent être envisagées ici ; mais d'une façon générale on peut dire que Balaruc convient aux lymphatiques, aux scrofuleux ou aux tuberculeux, Lamalou étant plus spécialement réservé aux arthritiques et aux herpétiques. D'autres auteurs ont proposé une autre formule que nous ne serions pas loin d'admettre, d'une façon générale : Tout ce qui est trouble de la motilité relève de Balaruc, les troubles de la sensibilité étant du ressort de Lamalou.

Si nous résumons ce chapitre thérapeutique, nous voyons que le médecin se trouve toujours en face d'un problème fort complexe ; théoriquement, l'analyse clinique que nous venons d'esquisser, le conduira à poser des indications qu'il doit s'efforcer de remplir, mais disons que pratiquement, en réalité, les résultats répondent généralement peu à nos efforts et que le plus souvent nous nous montrons satisfaits d'obtenir l'amélioration des phénomènes douloureux.

RÉSUMÉ ET CONCLUSIONS

Arrivé à la fin de cette étude clinique, nous voudrions en résumer les grands traits, et présenter dans une vue synthétique les enseignements que nous pouvons en retirer.

Il nous semble que, de l'analyse que nous venons de faire, il doit nettement ressortir les faits suivants :

La *sclérose primitive des cordons latéraux* possède une symptomatologie toujours identique dans ses grandes lignes, quelles qu'en soient la nature et l'étiologie ; elle consiste essentiellement en des phénomènes parétiques et spasmodiques.

Même lorsque cette sclérose est combinée à d'autres lésions siégeant au niveau des différents systèmes médullaires, l'ensemble de ses allures ne change pas.

Elle peut être associée à la sclérose des cordons postérieurs ; on a alors le tableau du *tabes combiné* ; elle peut faire partie d'une sclérose diffuse, distribuée en îlots, en plaques intéressant la moelle d'une façon très irrégulière et capricieuse ; la symptomatologie varie dans chacun de ces cas, exception faite des phénomènes relevant de la sclérose latérale que l'on retrouve toujours les mêmes.

Enfin, et ces faits sont plus fréquents qu'on ne le croit généralement, elle est très souvent associée à l'atrophie des cellules motrices des cornes antérieures ; ainsi se trouve constituée la *sclérose latérale amyotrophique* dont le type classique résulte de la superposition de ces deux éléments. A côté de ce type, il convient d'admettre des formes atténuées, répondant à

une modification dans le groupement des symptômes, ou à l'absence ou à l'atténuation de l'un d'eux ; il est quelquefois difficile
de dépister ces formes à cause de l'importance que prend le
symptôme atrophie.

Dans tous ces cas, la *sclérose primitive des cordons latéraux*
s'impose par une physionomie toujours reconnaissable au milieu
des variétés multiples de la clinique.

BULLETIN BIBLIOGRAPHIQUE

TABES DORSAL SPASMODIQUE.

CHARCOT. — Union médicale, 1865.
— Leçons sur les maladies du système nerveux, 1875-1876.
ERB. — Berliner klinische Wochenschrift, 1875.
— Archiv. für path. anat. und physiol., 1878.
BETOUS. — Étude sur le tabes dorsal spasmodique. Thèse de Paris, 1876.
JUBINEAU. — Étude sur le tabes dorsal spasmodique. Thèse de Paris, 1883.
PROUST. — Bulletin de l'Académie de Médecine, 1883.
HEILLY (D'). — Revue des Maladies de l'Enfance, décembre 1884.
FERRAUD. — Étude sur le tabes dorsal spasmodique, 1881.
RAYMOND. — Article Tabes spasmodique du Dict. Encycl.

TABES COMBINÉ.

PRÉVOST. — Sclérose des cordons postérieurs compliquée d'une sclérose des cordons latéraux (Archives de Physiologie, 1877, 2e série).

PIERRET. — Note sur la sclérose des cordons postérieurs dans l'ataxie locomotrice progressive (Archives de Physiologie, 1871-1872).

LEYDEN. — Traité clinique des maladies de la moelle épinière. Traduction de Richard et Viry.

WESTPHALL. — Archiv. für path. anat., 1867.

BABESIU. — Archiv. für path. anat., 1867, tom. LXVI.

VULPIAN. — Obs. de tabes avec phénom. épilep. pendant les premières périodes de l'affection (Revue de Médecine, 1882).

BROUSSE. — De l'ataxie héréditaire (Maladie de Friedreich). Thèse de Montpellier, 1882, n° 37.

RAYMOND. — Sclérose des cordons postérieurs et des cordons latéraux coexistant chez le même malade; prédominance des symptômes spéciaux à la sclérose des cordons latéraux (Archives de Physiologie, 1882, X).

BYROM-BRAMWELL. — Maladies de la moelle épinière. Traduction de Poupinel et Thoinot, 1883.

BALLET et MINOR. — Étude d'un cas de fausse sclérose systématique combinée de la moelle épinière (Archives de Neurologie, 1884, VII).

DÉJERINE. — Du rôle joué par la méningite spinale postérieure des tabétiques dans la pathogénie des scléroses combinées (Archives de Physiologie, 1884, 3e série).

Grasset. — Du tabes combiné ou sclérose postéro-latérale de la moelle. Contribution à l'étude des myélites mixtes (Archives de Neurologie, 1886).

Tarbouriech. — Étude sur le tabes combiné. Thèse de Montpellier, 1888, nº 83.

SCLÉROSE LATÉRALE AMYOTROPHIQUE.

Charcot. — Archives de Physiologie, 1869.
— Leçons sur les maladies du système nerveux, 1874.
— Leçons sur les localisations, 1876-1880.
— Archives de Neurologie (1885), en collaboration avec Marie.

Gombault. — Étude sur la sclérose latérale amyotrophique. Thèse de Paris, 1877.

Debove et Gombault. — Contribution à l'étude de la sclérose latérale (Archives de Physiologie, 1879).

Déjerine. — Archives de Physiologie, août 1883. Revue de Méd., 1884.

Brissaud — Étude sur la contracture permanente des hémiplégiques. Thèse de Paris, 1880.

Marie. — Société de Biologie, 1883.

Reverchon. — Atrophie musculaire progressive. Thèse de Paris, 1884.

Kojewnikoff. — Archives de Neurologie, 1883-1886.

Vulpian. — Leçons sur les maladies du système nerveux, tom. II, 1886.

Beevor et Watteville. — Brain, janvier 1886.

Florand. — Étude sur la sclérose latérale amyotrophique. Thèse de Paris, 1887.

SCLÉROSE EN PLAQUES.

Charcot. — Polycliniques de la Salpêtrière.

Grasset. — Traité des maladies du système nerveux.

Souques. — Syndromes hystériques simulateurs des maladies de la moelle. Thèse de Paris, 1891.

Guinon. — Agents provocateurs de l'hystérie. Thèse de Paris, 1889.

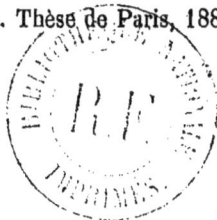

TABLE DES MATIÈRES

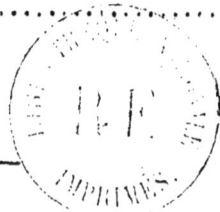

Planche I.⁽¹⁾

Fig. 1

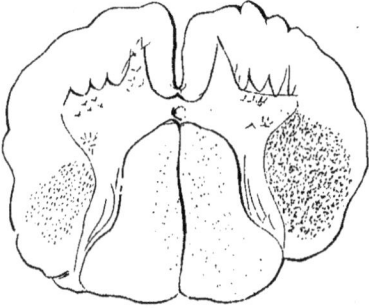

4.ᵉ p.c.

Fig. 2

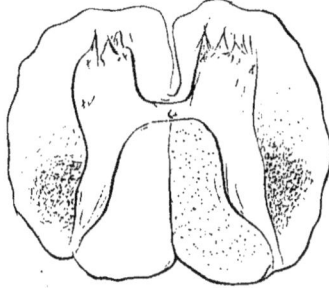

6.ᵉ p.d

Fig. 3

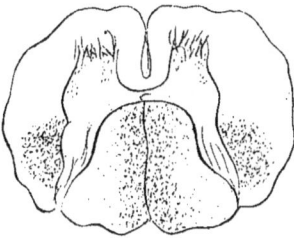

3.ᵉ p.c.

Fig. 4

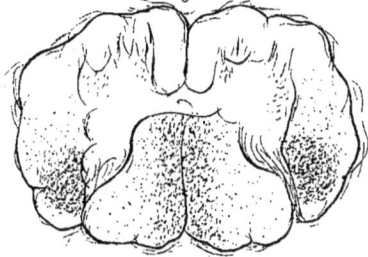

5.ᵉ p.c.

Fig. 5

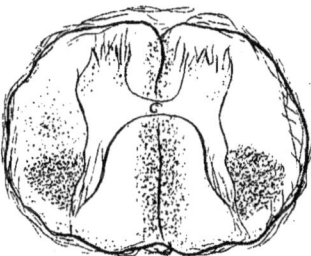

4.ᵉ p.d.

Fig. 6

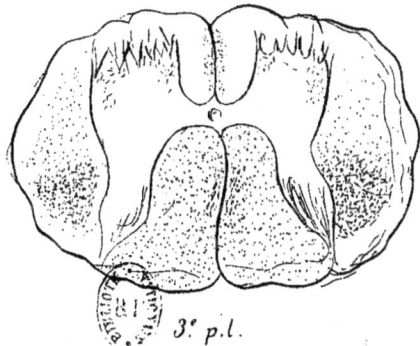

3.ᵉ p.l.

(1) Les figures de la planche I sont demi-schématiques

Planche II.

Fig. 1   2   3   4

3.ᵉ p.c.   4.ᵉ p.c.   5.ᵉ p.c.   7.ᵉ p.c.

fig. 5

1.ᵉ p.d.

6

3.ᵉ p.d

7

4.ᵉ p.d.

Fig. 16

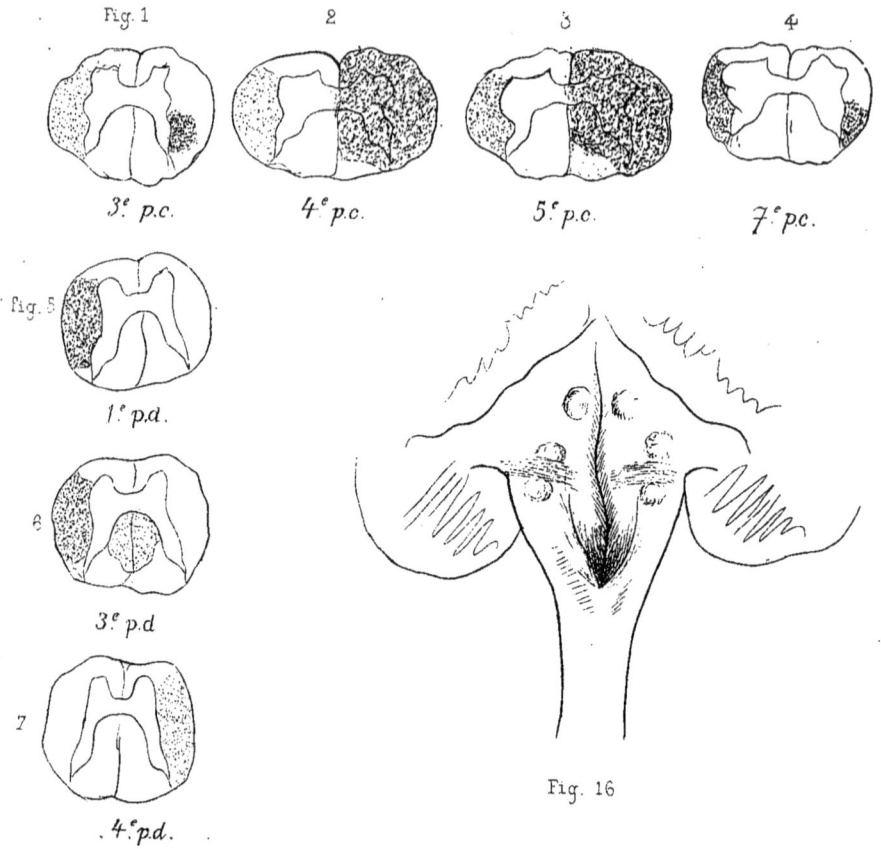

Les coupes pratiquées
au niveau des 5.ᵉ et 6.ᵉ paires
dorsales ne présentent
macroscopiquement aucune
lésion

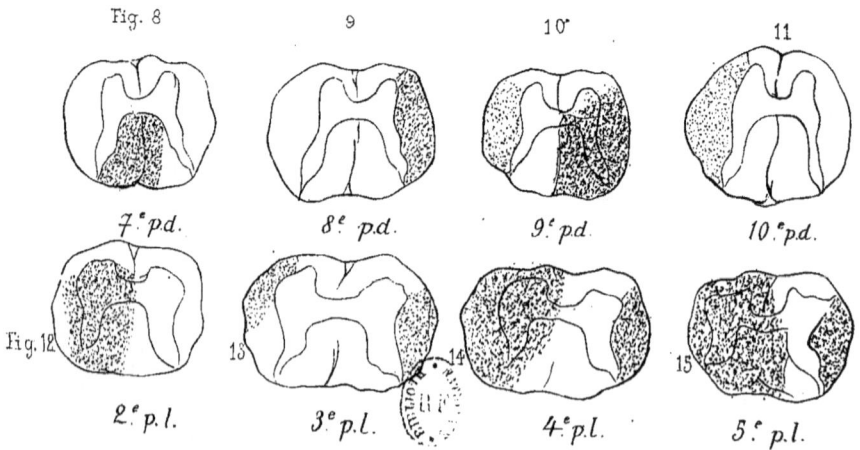

Fig. 8   9   10   11

7.ᵉ p.d.   8.ᵉ p.d.   9.ᵉ p.d.   10.ᵉ p.d.

Fig. 12   13   14   15

2.ᵉ p.l.   3.ᵉ p.l.   4.ᵉ p.l.   5.ᵉ p.l.

www.ingramcontent.com/pod-product-compliance
Lightning Source LLC
Chambersburg PA
CBHW071503200326
41519CB00019B/5862